「存在を肯定する」作業療法へのまなざし
なぜ「作業は人を元気にする！」のか

本書には
セラピストの視線が
セラピストの身体が
社会が、そして作業が
障害の未知性に
出会うための作法が
描かれている

編著 田島 明子

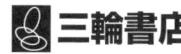
三輪書店

執筆者一覧

編　集
田島　明子（聖隷クリストファー大学リハビリテーション学部作業療法学科 准教授）

執筆者（執筆順）
田島　明子（聖隷クリストファー大学リハビリテーション学部作業療法学科 准教授）

熊谷晋一郎（東京大学先端科学技術研究センター 特任講師）

立岩　真也（立命館大学大学院先端総合学術研究科 教授）

港　美雪（愛知医療学院短期大学リハビリテーション学科作業療法学専攻 教授）

田中　順子（川崎医療福祉大学医療技術学部リハビリテーション学科 准教授）

玉地　雅浩（藍野大学医療保健学部理学療法学科 准教授）

目次

序章 「存在を肯定する」作業療法へのまなざし
—なぜ「作業は人を元気にする！」のか
……………………………………………………………田島明子　1

1. 作業療法学・リハビリテーション学の歴史的流れから「存在の肯定」へ…2
2. 「障害受容」でもなく「自己決定・QOL」でもなく…6
3. 本書の成り立ち—「存在の肯定」をめぐる五つの論考…7

第1章　自己決定論、手足論、自立概念の行為論的検討
……………………………………………………………熊谷晋一郎　15

1. はじめに…16
2. 自己決定論と手足論…18
   (1) 自己決定を強いる身体の不自由…18
   (2) 自動回路と手動回路…20
   (3) 自動と手動の境界線の共有…21
3. どのように自立概念を捉えるか…23
   (1) independence と autonomy…23
   (2) 震災の経験から independence を問い直す…24
   (3) 依存症の当事者研究から independence を問い直す…26
   (4) 綾屋の当事者研究から autonomy を問い直す…27
   (5) 「実行→決定」型の autonomy…31
   (6) 「決定→実行」型の autonomy…33
4. まとめ…34

第2章　存在の肯定、の手前で ……………………立岩真也　37

1. 存在を肯定する作業療法はあるか？…38
2. 痛みと死をもたらす病に…39
3. 障害の諸相、のうちの異なり…41
4. できる／できない…43
5. 補うこと／してもらうこと…47
6. しかし社会は…48
7. 仕事の場合は境界が異なってくる…50
8. 常に当座できることはある…54

第3章　すべての「働きたい」を肯定する地域をつくる
　　　―作業科学に基づく概念枠組みの探求と実践
　　　………………………………………………港　美雪　63

1. はじめに…64
   悪条件に置かれる精神障害のある当事者への就労支援…64
2. "ワークシェアリング就労支援"…65
   (1) 作業的理念…65
   (2) 作業的概念枠組みの探求…66
3. 支援方法…68
   (1) 支援（評価・介入・成果）の焦点…68
   (2) 介入戦略…69
4. 期待や批判への対応…70
   (1) 働いたら再発しますよ…70
   (2) 病気を治してください…71
   (3) わがままを許すのですか…72
   (4) バスに乗ることができない当事者へ就労支援をするのですか…74
   (5) 本人に決めさせないでください…75
   (6) 作業所外で働いてはいけません―どうにかしてください…75

（7）働けない人への支援はやめてください…**76**
　　（8）やめておきなさいと言われました…**78**
　5．すべての「働きたい」を肯定する地域をつくる…**79**

第4章　存在を肯定する作業……………………………田中順子　83
　1．はじめに…**84**
　2．病いの体験と存在価値の揺らぎ…**85**
　　（1）膠原病の発病…**85**
　　（2）うつの体験…**86**
　　（3）生きがいの喪失…**87**
　　（4）転機の訪れ…**87**
　　（5）即興演奏への挑戦…**90**
　3．即興体験からみえてきたこと…**100**
　　（1）即興という作業…**100**
　　（2）予測不能性のおもしろさ…**101**
　　（3）障害の脱問題化…**102**
　　（4）liminal 体験…**102**
　　（5）作業の可能化に潜む罠…**104**
　　（6）「できない」を「できる！」に変える…**104**
　　（7）ディオニュソス的作業療法…**106**

第5章　あなたと私のやりとりを支え、交流し続ける身体の営み—顔に出会い身体と向き合う在り方を身体が身体に問いかけながら ……………………玉地雅浩　109
　1．はじめに…**110**
　　（1）似ているからこそ、同じものだからこそ…**110**
　　（2）何かが違う…**111**

(3) こんなもんではありません…112
　2. やりとりを続けられなくなったときにこそ…113
　　(1) おおげさな身体…113
　　(2) 嘘をつく身体…115
　3. 顔はどこまで広がるのか…116
　　(1) 表情と出会う…116
　　(2) 顔は顔だけで身体表現をしているのではない…118
　　(3) 表情が生まれるとき…119
　　(4) ロボット、バイク、動物の顔にどうしても感情を読み込んでしまう…121
　　(5) 似ているからこそ…122
　4. 状況に参加するということ…124
　　(1) 出会うまでは偶然、出会ってしまえば必然である…124
　　(2) 「もう少し動くことができれば」という思いの前提に…126
　　(3) 光景に出会いそこに住み込み生活するということ…128
　　(4) 状況に参加するということ…130
　　(5) 二人でしかつくれないリズムがある…131
　5. やりとりを続けるために…133

第6章　「存在を肯定する」作業療法へのまなざし
　　　　　　　　　　　　　　　　　　　　　　　田島明子　137

あとがき…151

序章

「存在を肯定する」作業療法へのまなざし

―なぜ「作業は人を元気にする！」のか

田島明子

序章

「存在を肯定する」作業療法へのまなざし
—なぜ「作業は人を元気にする！」のか

田 島 明 子

1. 作業療法学・リハビリテーション学の歴史的流れから「存在の肯定」へ

　日本における作業療法・作業療法学の今は、歴史的な流れからみるとどのような状況にあるのだろうか。筆者は本書において、今、なぜ「存在を肯定する」作業療法の必要性を言おうとしているのだろうか。まずはそこから話を進めていきたいと思う。以下は拙著[1])を参考にした記述である。

　作業療法士が国家資格となったのが1965年である。それから50年近くが経とうとしている。始まってまもなくの頃は、医師の主導のもとにさまざまな試行錯誤や議論が繰り返し行われてきており、医療職としての独自性を見つけ出す苦労があった。具体的には医療職としての独自性や理学療法との差異をどのようにあらわしていくかであった。

　1975年頃から1990年代前半頃までは、1970年代前半になされた生活療法批判[注)]の影響は大きかったように思われるが、作業療法の治療的意味を明確に示す必要性や、地域や人権という発想にひらかれ、医療・治療に作業療法がとどまり続けることへの否定的見方が生じていた時期であった。さらにIL（Independent Living：自立生活）運動やICIDH（International Classification of Impairments, Disabilities and Handicaps：国際障害分類）の影響を受けて、問題の原因をimpairment（機能・形態障害）にの

み見つけようとする医学モデル的発想に対する批判が生まれたのもこの時期である。それは1980年代初めに明るみになった悪徳病院の問題とも重なり、当時、肯定的に捉える風潮があったかもしれない。また「自己決定に基づいた自立」や障害をdisability（能力障害）、handicap（社会的不利）にまで広げて捉える視点を提供してくれたのもこれらの運動や思想であった。

当時、作業療法士たちはその独自性に悩んだわけであるが、どのような問題がその奥にあったかと言えば、当時の医学モデルの批判をどのように作業療法学に取り込むかということと、そこからの距離（作業療法学の守備範囲）をどのように表現するかということにまとめられると考える。

それでは1990年以降はどうなっていったのであろうか。筆者はこれまでの独自性の悩みに答えや方向性が提示された時期であったと考えている。作業行動理論、人間作業モデル、カナダ作業遂行モデルなどの海外の理論が紹介され、①人を作業的存在として全体的・システム論的に捉える、②「クライエント中心主義」を採用し、実践は対象者とセラピストの協業で行う、③対象者の価値観、自己選択を重視して、自己実現や社会参加を目指すなどの作業療法の方向性が提示されたこと、また医学モデルに対しては、人間理解が要素分解的である、対象者の主観や価値観に着目しない、生体機能のみへの着眼の3点から批判的に捉えられるようになっていた。

これらを整理すると図1のようになる。

一方で、もう少し視野を広げ、リハビリテーション学ではどのような変遷があったのかをみてみることにする。

リハビリテーション学では1980年代前半、ADL（Activities of Daily Living：日常生活動作）を介入の目的としてきたが、IL運動の思想からの影響を受け、リハビリテーション医師の上田敏氏は「ADLからQOL（Quality of Life：生活の質）へ」というスローガンを打ち出している。ところが1990年代に入ると「QOL向上のためのADL向上」が強調されるようになる。「ADLからQOLへ」というスローガンが、ADLはもはや重要でなく、ADLを抜きにしてもQOLの向上はあり得ると誤解される危険を察知してのことであった。2000年以降は、医療のアウトカムとしてのQOLを明確にするために、介入範囲や評価法の基準が示されるようになっている。それは健康に関連したQOLとして健康関連QOLと呼ばれている。

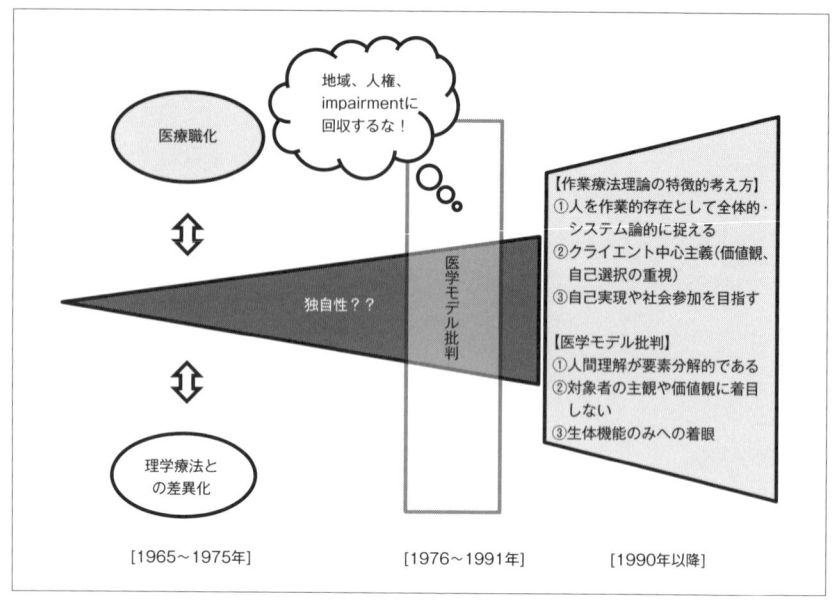

図1 作業療法学の歴史の流れ

　リハビリテーション学と作業療法学の歴史の流れをみると、おのおの独立しているかのようにもみえるが、内容はとてもよく似ており、特に昨今は対象者のQOL、自己決定、自己選択、価値観、自己実現などの主観的側面が重視されていることがわかる。しかしながら、QOLと言ったとき、ADLも大事とされているように、客観的なQOLも重視されているのが現状である。一方で、QOLという考え方についてはさまざまな問題も指摘されてきた。主観と客観に分けて紹介しよう。

　主観の問題としては、「本人の思い」が周囲の状況などに左右される可能性が挙げられる。世の中には贅沢なAさんもいれば、慎ましいBさんもいる。AさんもBさんも電動車いすがあれば自由に外出できるが、Bさんは慎ましいので、高価な電動車いすはもったいないとして拒否したとする。その差をどのように考えたらよいだろうか。また、Cさんは家族に遠慮し、本当は家族とずっと一緒に暮らしたいと思っているのに、それを言い出すことができない。自分の介護負担を家族が担うことを考えたり、自分のような重い障害を持ち、何もできなくなった身体では生きる価値すらないのではないかと

考えてしまい、自分の本当の願いは自分でもわからないほどに地底深くにしまわれてしまっている。語られない思いはないものとして扱ってしまってよいのだろうか。

客観の問題としては、主観的な「本人の思い」を客観的に捉えるとして、主観というのは本来、個別的で多様なものなのだから、そもそもそれをリスト化（客観化）できるのかということである。しかも、作成されたリストは「日常生活機能」に関する尺度が多く盛り込まれたりしている。つまり、ALS（Amyotrophic Lateral Sclerosis：筋萎縮性側索硬化症）などの難病によって、日常生活機能が低下していく人はQOLも低下していくという結果に必然的になるわけである。本人にとってみれば、たとえ生活上できなくなることが増えたとしてもQOLは低下していない、むしろ向上しているかもしれないにもかかわらずである。

こうしたQOLをめぐる主観、客観の問題は、そのままリハビリテーション学におけるQOLの問題として移し変えることができよう。例えば主観の問題は、そもそもリハビリテーションにQOLという考え方が取り入れられた時点で、すでに抱え持ってしまった難問とみなすことができるし、客観の問題は、例えば1990年代、2000年代の動きをみると、QOLの尺度化や数値化をしていこうとする動きとして受け取れるので、客観の問題として捉えることができると考える。

しかし、リハビリテーション学がQOLの重要性を認識したスタートラインに立つなら、リハビリテーションと障害当事者の（リハビリテーションに対する批判的）思想との接点として始まったはずのものでもあった。それならQOLを支援の目的として展開してきたリハビリテーションは、障害当事者の思想との安定・調和した足場をつくり上げたことにはなるのであろうか。

そのような視点から上述の歴史的変容を眺めるなら、当初「ADLの自立ばかりが自立ではない」という障害当事者の思想に賛同してその大切さを認めたQOLであったが、1990年代に入ると今度はQOLにADLを結び付けて、再びADLの重要性を強調し始めたのである。これでは障害当事者の思想との邂逅も結局のところ、物別れに終わったとすらいえるのではないか。そもそも「自己決定権の重要性」や「自立概念の再考の促し」を主張した障害当事者によるIL運動の真意はどこにあったのだろうか。「ADL自立」を

目的とするリハビリテーション過程が自らの身体や行為、行動様式の不備と欠損を認識させられる過程と同じであることを肌身を通して体感していた障害当事者は、QOL という新しい自立観を示すことで、自らの身体や行為、行動様式への否定観に抗議していたのである。このように QOL の出発点には「存在の肯定」という重要な意図が織り込まれていたのである。

　本書では、原点に立ち返り、IL 運動の真意としてあった「存在の肯定」という立ち位置を再出発点として、作業療法のありようについて考えていきたいと思う。

2.「障害受容」でもなく「自己決定・QOL」でもなく

　一作目の著書である『障害受容再考』[2]において、「障害受容」という言葉の臨床での使用法から、クライエントとセラピストの関係性を探ったが、端的に言って、「障害」を「受容」するという「障害」の自分にとっての受け取り方が、筆者にはさっぱりわからないのである。「障害」と名付けられようとも、それは私の身体のことであり、それが、多くの人が自分の身体を生きることと何がどう異なるのだろうかと思えるからである。たしかに「障害」によって、多くの人にはいとも簡単にできてしまうことが、できないということがあるかもしれない。しかしそれは、そうした事態があることにすぎなくて、だからと言ってそうした事態を生じさせる「障害」が、なぜ「受容」するべきものとなるのかがわからないのである。

　常々、この「障害受容」という言葉は「健常者」製の言葉ではないかと思っている。なぜなら「受容」というときに、「障害」に付随する社会の価値観を「受容」する／しなければならない、という価値的な意味内容が込められていると感じるからである。さらに言えば、リハビリテーションの営みは、障害と社会や他者とのかかわり方を抜きにその知識や技能を発展させてはこなかったし、社会や他者の障害に対する価値に共鳴しながら、障害を身体に持つ人が、どのように社会や他者と関係を取り結ぶかにまで暗にコミットしているといえないだろうか。

　この言葉は、近年のリハビリテーション文化では「自己決定」や「QOL」ともリンクしており、対象としている障害を持つ人の「自己決定」「生活の満足度」にも関わるとされている。具体的に言うと、「障害」を「受容」す

ることで、自己を肯定的に受け止めることができ、「自己決定」を促進できるようになったり「QOL」が向上したりするといった具合にである[3]。

　しかし前節でも述べたが、「QOL」を知ることは、その人の主観から把握しようとしても、客観的に測定しようとしても、「できることがよい」とする社会的価値観の影響を受けやすいので、まずはその影響を取り除く必要があると思われる。障害のない人間にとってみると、障害を持ち、できるはずのことができない、できていたことができなくなることは、可能なかぎり身の上に生じてほしくないと思う傾向があり、リハビリテーションを行う人は、そうした価値的な健常者世界を生きているので、どうしてもリハビリテーション文化にもそうした障害に対する否定的な価値を前提にして、QOLの測定尺度をつくってしまう傾向があると思われるし、障害を生きるその人にとっての、身体の快適さや生きる力を支えるための根本的な要因はどこにあるのか突き止められてはいないのではないかと感じる。

　そこで本書では、「障害受容」にもいかず、「自己決定・QOL」にもいかず、障害を生きる身体を肯定するための、作業療法士としての社会や他者の価値との付き合い方、作業と人との取り結び方、障害の身体を肯定した先にある作業とのかかわりを通した身体における快適さや生きる力の在り処、能力との出会い方について知ることを目指したいと思うのである。そうしたことが「存在を肯定する」という言葉には込められている。

3. 本書の成り立ち—「存在の肯定」をめぐる五つの論考

　それでは「（対象者の）存在を肯定する」作業療法の目指すものとはどのようなものであろうか。本書ではそれを「人が作業活動を通して、気持ちよく快適に生きること、生きる力を得て元気になること」とさしあたり定義したい。そのような人と作業の関係はどのようなものであるかについての論考を集めたのが本書である。

　近年、作業療法の世界で「作業は人を元気にする！」というスローガンが声高に掲げられている。そのようなスローガンは作業療法士たちを勇気づけ、元気を与えてくれる。しかしながら、作業の何が人を元気にするのかはみえてない。われわれはどのような作業をもわれわれを元気づけてくれるとは思っていないであろう。つまり一体、作業の何が人を元気づけるのか、その

理路・回路を作業療法士は明確にしていく必要があるのではないか。
　そのように考え、作業療法の現代史を調べ、考察を行ったのが前著[1]であるが、みえてきたことがいくつかあった。まず一つは、「作業」というのは、単なる動作・行為と異なり、そこには良いもの、悪いもの、良くも悪くもないものひっくるめ、必ずなんらかの「意味」があるということである。したがって、「作業は人を元気にする」というときも、その作業がどのような「意味」を持ち、人を元気にしたかを考える必要があるということである。
　また、作業が人を元気づけてくれるためにさらに四つの視点がみえてきた。一点めが、その人の意思以前に、その人の意思を決める可能性を持つ身体と作業のかかわりがどうかということである。つまり、その人の意思のさらに奥深くにある、あるいは原初的なその人の身体にとっての作業の意味を発掘する必要があるということである。
　二点めには、作業の特性として一つの作業をすべての人が作業のプロセス全部を行わずとも、誰かと分け合うことで一つの作業を完成することができる点が挙げられる。あるいは一つの作業が複数の作業から成立するということもある。例えば旅行という作業は、ADL、移動、他者とのコミュニケーションなどから成り立つ、というふうにである。すべての作業が行えないと自立と言えないのか、あるいは、できない部分はシェアし合い一つの作業を行えたとするか。それは自立の線引きにも関わるし、より分割して作業を捉えることでより多くの人が作業を経験できることにもつながる。そうした作業の特性から、作業の分配のあり方を考えてみる必要があるというのが二点めである。
　三点め、四点めは、その人を肯定する作業、能力の捉え方とは何かについてである。その人にとって快適で、生きる力を与えてくれる、元気にしてくれる作業は、その人にとっては快適で、生きる力を与えてくれる、元気にしてくれる意味を持つ作業であることは間違いないが、ただそれが他の人にとってもそうであるかはわからない。同じように作業も、その形態、行い方はその人にとって意味のあるものであるかもしれないが、他の人にとってもそうであるとは言い切れないところがある。作業療法士や多くの人は、自分たちにとって重要で意味のある作業やその形態、行い方が、一般的にそうであると思っている節はないだろうか。しかし、その人に快適さや生きる力を

与える、元気にする、という意味を優先するなら、逆にその思い込みを捨てる必要が生じるのかもしれない。また、そのような作業と人の関係を尊重するとき、それはひとえにその人らしさが作業にあらわれるとき、と言えるのではないかと思う。

　その人らしさが作業にあらわれるとき、実はその人にとっての現時点での最適な能力の発揮をしているときと言えるのではないか。世の中が人にさまざまな能力を期待し、できることに高い価値付けをする傾向がある中で、時に人は無理をして身体を壊してしまったり、あるいは逆に能力発揮の機会を奪われることにもなっている。しかし、能力というのはそもそもその人らしさと切り離すことはできず、逆に言うなら、その人らしさが発現できるようにさえ能力の発揮ができれば、それは、その人が本来持っていたその人の能力を最適に発達させることができていると言えるのではないかと思うのである。そうした意味で、その人を肯定するということと、その人の能力の発揮を支えることはセットで考えることができる。

　本書は、以上の四点について、作業療法士に限定せずさまざまな領域の執筆者に論考を寄せていただいた。まず、一点めについては、現在、東京大学先端科学技術研究センターに所属しておられる熊谷晋一郎氏である。『リハビリの夜』（医学書院）というご著書が第九回新潮ドキュメント賞を受賞されたが、ご著書の影響力はとても大きなものと考える。筆者はこの熊谷氏のご著書を拝読し、ご自身の身体と作業の関係について書かれた部分にたいへん興味を抱いた。『リハビリの夜』の中に、物品は障害についての偏見を持たず、自分の身体との関係を取り結んでくれるので、自分の動きを獲得しやすいというような記述がある。これは、作業の専門家である作業療法士といえども、なかなか気づき得ない作業の特性といえないか。障害のある身体を生きる当事者である熊谷氏だからこその視点ではないかとも感じた。そこで熊谷氏には、ご自身の身体というフィルターを通して、どのような身体と作業の関係においてなら私らしい動きになるか、すなわち身体にとって快適な動きとなるか、ということを主題にして論文を寄せていただいた。熊谷氏の論考から、われわれは新たな作業の特性を知り、また、どのように身体の動きを目指せばよいかのヒントが得られることだろう。

　次に、二点めの作業の分配のあり方については、『私的所有論』（勁草書房）

や『自由の平等』（岩波書店）などのご著書のある立命館大学大学院の立岩真也氏に理論編について論考を寄せていただいた。

　立岩氏は、筆者の博士課程の恩師であり、筆者自身、立岩氏の論考を論拠にして、これまでいくつかの論文を執筆してきた。そのお考えを一言で表現するのは難しいが、筆者なりに整理するなら、障害を肯定する（否定しないという言い方のほうが正しいかもしれない）という視点から、世の中のさまざまな機会や資源がどのように分けられるべきかということを考えられてきたのだと思う。それは言葉を変えれば、差別のない世の中にするにはどうしたらいいかということを考えているのだと思われる。

　近年、作業療法の世界でも「作業的公正」ということが言われている。ただそれに関する本を読むと、作業する機会を与えることの重要性は指摘されるが、どこまでが差別で、どこからが公正なのか、その基準についての検討は明確ではない印象も受ける[4]。そこで、立岩氏には「存在の肯定」という視点から、作業の何が、どのように分配されるとよいかということを論考していただいた。立岩氏は作業療法士ではないから、作業に特化した形で考えるということは普段はされないと思うので、ご無理をお願いすることになったが、そのようなことについて理論的なところを論考していただいている。

　しかし理論だけだと実践のイメージがつきづらく、実践に展開するということが考えづらいかもしれない。そこで、その実践が、立岩氏の理論と関係していると感じられた取り組みについて紹介したい。愛知医療学院短期大学に勤務し、また日本作業科学研究会会長もしておられる港美雪氏の実践である。港氏の実践は筆者の前任校でもあった吉備国際大学に在職している折に知ることになる。当時、港氏も吉備国際大学に在職し、精神障害を持つ人の就労について実践に基づいた研究をされていた。大学周辺の作業所に通所している精神障害を持つ人たちの中から希望者を募り、大学や近隣の病院、清掃工場などに出向き、その人に見合った働く環境を整えるといった支援である。港氏の作業科学に基づく支援哲学がたいへん興味深く、またその情熱的なお話によって、岡山県高梁市という超のつくような田舎で人口密度も少ない場所でありながら、支援の輪が着実に広がっていた。

　港氏の支援命題を筆者なりに整理するなら、まず重要なところは「働くことで健康になれる」という実践信念だと思っている。働いたことで病気が再

発した、働いたことで健康をくずしたとは決して耳に少ない事例ではないと思う。港氏はそこで発想の逆転を図っている。働いたこと自体が悪いのではなく、その働き方が悪かったのだと。

　働いたことで病気が再発する、だから働くべきではないとして働く機会を奪われてきた精神障害を持つ人たちをみてきた港氏が、それはおかしいと感じたことがこの取り組みのきっかけだったとうかがった記憶がある。そのためか港氏の取り組みは、いつもどこか精神障害に限らず障害全般に対する世の中の差別的な意識と戦っているような印象がある。筆者が港氏のことを心密かに「戦う作業療法士」とネーミングしているゆえんである。

　このような港氏の取り組みが立岩氏の分配論の理論とつながるところがあるのではないかと筆者は常々感じていた。本書を通して、立岩氏の理論と港氏の実践のつながりを考えることができること自体、筆者個人にとって大きな喜びであるが、もちろんそれにとどまることなく、障害問題から分配論を理論化してきた立岩氏の論考を、港氏の取り組みを通して作業療法の実践的展開に広げて考えた本書は、作業療法学においても貴重な資料になるものと考える。

　三点めについては、まず存在を肯定する作業について、川崎医療福祉大学の田中順子氏に執筆をお願い申し上げた。田中氏は声楽とピアノについて専門的に学ばれた後、作業療法士の資格も取得し、音楽療法と作業療法の両方の実践をされてきた。大学の教員となった後、さまざまなストレスに見舞われたことが原因してか、リウマチを患うことになる。リウマチの指ではピアノを弾くことに難しさが生じ、大きな絶望を感じることになるが、その後、ある、もともと高度なテクニックを持つ演奏家でありながら障害を持ち、やはり以前のような演奏が困難になってしまった方の、たった1音の響きですべてを表現するというような演奏に出会ったことで、その人の存在のまるごとを込めた、整った形ではない、むしろ自分らしい音楽を奏でる表現の方法があることに気づいたという。本書では、そのような経緯や音楽という作業の意味や形態についての認識の変化を通して、人に生きる力を与える作業のありようについて論考していただいた。

　そして最後に、その人らしさを支えるための能力のあらわれ方、捉え方（出会い方）とはどのようなものかについて考えていきたい。

能力については、前著[1]において、その人の価値を能力で測り、その人の存在価値を決めることを能力主義とし、そうした能力価値と存在価値の位置関係自体を根本的な問題とした。本書においても、そうした問題意識から出発し、「存在を肯定する作業療法」について考えている。ここでは、いうなれば「存在を肯定する能力のあらわれ」について考えることになる。しかし、それでは前後で主張が矛盾しているのではないかと思われる方もいるかもしれない。しかしながら、能力のあらわれがその人らしさを支えていることはたしかだと思われる。ただしそれは、これまで述べてきたように、あくまでわれわれが一般的にイメージする身体の動きとはかけ離れているかもしれないし（一点めで述べたこと）、作業のすべてをその人自身で担えているわけではないかもしれない（二点めで述べたこと）、しかも、これまでの作業観（感）からすると、逸脱した印象さえ与える作業の形態であったり意味であったりするかもしれないのである（三点めで述べたこと）。それでもその作業が、その人がその人を生きる意味や価値を生むものであるときの能力のあらわれこそが、「存在を肯定する能力があらわれ」る瞬間なのではないかと考えている。

　われわれ作業療法士は、能力を「何かができること」と捉えがちであるが、「存在を肯定する能力」とはどのように出会えるものなのであろうか。

　今回はそうした観点からの論考を、藍野大学の玉地雅浩氏にお願いした。玉地氏は、私たちとの身体間の差異ではなく、それぞれの身体において共通して働いている身体の働き、身体間において地の部分として働いている営みについて、現象学、特にメルロ・ポンティの著作との対話から言葉を織りなす試みをしてこられた。玉地氏には、その人の、その人らしさとして立ちあらわれる能力について、それにセラピストはどのように出会うことができるかについて論考を寄せていただいた。

　それでは読者の皆様には、これからご紹介する五つの論考をぜひ味わいながら読み進めていただけたらと思う。五人の執筆者には、筆者のほうでこのように用意したテーマを引き受けていただきつつも、各自の問題・関心に引きつけて書き進めていただきたい、また、筆者の主張と異なる部分があれば、むしろ論考の中でその違いを明確に記述していただきたいともお願いをしている。したがって、筆者が用意したテーマとは少しずれているのではないか

とお感じになる論考もあるかもしれない。しかしながら、それは各執筆者の中で咀嚼したテーマの解釈から自論を展開していただいているからにほかならない。

最終章で、再度、出発点に戻って、読者の皆様とともに五つの論考から汲み取れるエッセンスを再確認し、「存在を肯定する」作業療法へのメッセージを整理したい。どうか、最後までお付き合いいただきたい。

注）
　生活療法は、1956年に小林八郎によって提唱された。モデル病院としては国立武蔵療養所、昭和大学烏山病院があった。小林は当時国立武蔵療養所医務課長であった。小林のいう生活療法（くらし療法）は、生活指導（しつけ療法）、レクリエーション療法（あそび療法）、作業療法（はたらき療法）の3つから成る。その中核的思想は"患者のしつけ"であり、入院中の患者に対して生活指導を行う中で規律主義的、管理主義的、全体主義的なかかわりを行った。1960年代は生活療法を実施しない精神病院がないほど興隆した。1970年代、精神病院には長期在院者が累積する中で、生活療法という名のもとに患者に作業（労働）を使役し、収奪するという悪質な病院もあったという。そうした中、精神医療改革を旗印にした若い精神科医らの働きかけで、1975年の第72回精神神経学会総会において「『作業療法』点数化に反対する決議」がなされた。これは生活療法の中で形骸化した伝統的作業療法の実態批判、生活療法の運用の批判によるものであったが、生活療法における伝統的作業療法との混同から作業療法に対する批判としてなされたものであり、作業を療法とした患者の権利剥奪に強く反対を表明するものであった。

〈引用文献〉
1）田島明子：日本における作業療法の現代史―対象者の「存在を肯定する」作業療法学の構築に向けて．生活書院、2013
2）田島明子：障害受容再考―「障害受容」から「障害との自由」へ．三輪書店、2009
3）同掲 p24
4）エリザベス・タウンゼント、ヘレン・ポラタイコ（著）、吉川ひとみ、吉野英子（監訳）：続・作業療法の視点―作業を通しての健康と公正．大学教育出版会、pp110-113、2011

第 1 章

自己決定論、手足論、自立概念の行為論的検討

熊谷晋一郎

第 1 章

自己決定論、手足論、自立概念の行為論的検討

熊 谷 晋 一 郎

1. はじめに

　入浴、着替え、身支度、排泄など、身の回りのことを自分一人だけではこなせない重度の障害者にとって、これらの生活動作の肩代わりをしてくれる介助者の存在は、なくてはならないものである。言い換えると重度障害者は、介助者との関係から原理的に降りることができない。したがって、降りることのできない介助者との関係を、どのようなものにすべきかという問題は、障害者にとってたいへん重要なものになる。

　歴史を振り返ると、「介助者との関係はこのようなものであるべきだ」というような言説が数多くつむがれてきた。その中でも、介助関係の中で障害者の自己決定が侵害されることへのアンチテーゼとして、1970年代以降の障害者運動の中から生まれた「介助者手足論」という主張は有名である[1]。この主張は、介助者は障害者が「やってほしい」と明示的に指示したことだけを行い、たとえよかれと思ってであっても先回りしてはならず、指示を受けて物事を行うべきだという考えであり、文字どおり、障害者の手足になりきるべきだというものである[2]。

　介助者手足論を打ち立てることによって、障害者運動が批判しようとしたのは、水を飲むタイミング、トイレに行くタイミング、どの洋服を着て、い

つ、どこに行くか、何を食べるか、果ては生きていいのかどうかさえ、介助者の顔色や気分をうかがいながら決めるしかなかった、かつての介助者との関係性であった。そのような歴史的背景の中で、障害者の自己決定を取り戻すためには、自己決定をするのは障害者であり、その決定に忠実に従って実行するのは介助者という、明確な役割の非対称性を持ち込むことが必要不可欠だったといえる。

　しかし、障害者運動において、介助者とのあるべき関係を定式化した、理念的な二本柱ともいえる「介助者手足論」と「自己決定論」は、介助現場のただ中でしばしば矛盾する。例えば、脳性まひ者である筆者がシャワーを浴びているとする。筆者は一人ではシャワーを浴びられない。したがって、介助者がその手伝いをすることになる。

　もし、その介助者が非常にまじめで、障害者運動の理念を熟知しているとして、「障害者の自己決定が大事だ」「私は決定に従う手足だ」と強く思って介助に入ったとする。するとその介助者は、「熊谷さん、今からお風呂に入りますけど、どこから洗いますか？」と聞いてくるだろう。指示を出されなければ動けないのだから、当然である。

　筆者は、「どこからでもいいんだけどなあ」と思いながらも、「じゃあ、上半身から洗います」などと指示を出す。すると介助者はしばらく考え込んでから、おもむろに「上半身といってもいろいろありますけれども、どこから洗いますか。左手ですか、背中ですか、おなかですか、右手ですか？」と聞いてくるかもしれない。ここまでくると、これはもしかしたら悪意なのだろうかと思ってしまいかねないのだが、まじめな介助者であれば、悪意がなくても、そう聞かざるを得ないかもしれない。

　筆者も「もう、正直どうでもいいんだけどな」という気持ちがつのる中で、「じゃあ、左手からお願いします」としぶしぶ返事をする。すると、こともあろうか、その介助者はさらに聞いてくるかもしれない、「指先から洗いますか、それとも肩のほうから洗いますか？」と。

　ここで考えてほしいのは、健常者といわれている人たちの多くはお風呂に入るときにこんなにも自己決定をしているだろうかという問題である。自己決定などしなくても、習慣でどこから洗うかが決まっていくのではないだろうか。習慣化された日常生活において、自分の身体というのは、いちいち指

示を出さなくても勝手にやってくれる、自動マシーンとして作動している。むしろ、先述の介助者のように、いちいち自己決定を強いてくるような身体を持っていたらたいそう不便なことだろう。こちらとしては、おおまかに「今、お風呂に入りたい」とだけ決めたいのであって、具体的な細かい行為までは決めたいわけではない。おおまかな指令に従って、細かいことは状況に応じてよきに計らってくれるのが、身体の身体たるゆえんなのではないか。

そのように考えると、実は自己決定を追求すればするほど、介助者が手足になっていくというわけではなさそうである。むしろ、自己決定を追求しつくした先には、もはや手足ではなくなってしまっている介助者、自己決定を強いてくる慇懃無礼な介助者しかいなくなってしまうという可能性があるのである。

2. 自己決定論と手足論

(1) 自己決定を強いる身体の不自由

同じ問題を今度は別の角度から考えてみたい。筆者は、2006年頃から、自閉症スペクトラムという障害を持つ、綾屋紗月とともに、綾屋の体験についての当事者研究を重ねてきた[3]。綾屋の当事者研究は、従来は専門家や支援者などによって、外側から記述されていた自閉症スペクトラムという体験を、本人の目線で記述、理論化しようというものである。

その中で綾屋が述べているのは、綾屋が、先ほど述べた細かく自己決定を迫ってくる介助者とよく似た身体を持っているということである。つまり綾屋の場合、多くの人がいちいち自己決定などしなくても自動的にこなしているような、お風呂に入る、ご飯を食べる、仕事をするなど、いわば「習慣」と総称されるものがほどけてくずれやすい。そして、意識的に一つひとつ決定して行為をまとめ上げる作業に日々追われているという。

綾屋によれば、このような身体を生きることは非常に不自由な状態であるという。これも、自己決定が自由な手足を保証するのではなく、自己決定を強いすぎる身体を持つということが非常に不自由な状態になることがあるという一例である。

綾屋の研究からもう一つ別の例を紹介しよう。綾屋は、「声を出す」という日常的な行為に関しても自己決定を強いられるという[4]。どんな声の高さで、どんなリズムで、どんなスピードで声を出すのか、そういう細かい選択肢を、会話のたびに、いちいち計算して選択しなければうまく話せないというのだ。

その結果どうなるか。通常、会話をするときというのは、頭の中では「次に何をしゃべろうかな」とおおまかな発言の方向性について考えながら、それと並行して、具体的な細かい発声方法などは口がなかば自動的に選び取ってくれている。だからこそ、言い間違えるということも生じる。このように、うまく話せているという状態は、何をしゃべろうかなという「思考」と、実際に声をつくるという「運動」とが並列化されているといえる。それに対して綾屋のように、声をつくるという「運動」のレベルの選択に「思考」を動員しなければいけなくなるような状況だと、「何をしゃべろうか」という思考と声を調整する運動とが並列ではなくなり、直列化することになる。すると、会話はどうしてもたどたどしくなってしまうという。興味深いのは、綾屋の場合、パソコンで自己表現するときには、思考と運動が並列化しやすいということだ。これはおそらく発声に比べて、キーボードをたたき、画面で字をチェックするという一連の運動が自動化しやすいことと関係しているだろう。綾屋は、パソコンで表現するときには、自分らしい、自由な表現をしているという感覚があると述べている。

よく綾屋は「喉が他者だ」という。いつもそれをなだめすかして調整し続けていないと、うまくコントロールできないような他者であると。それに対して多くの人々は、自分の喉を、おそらく自分の身体の一部だというふうに感じているだろう。ここで注意したいのは、多くの人々が自分の喉との間に取り持っている関係は、いちいち細かく指令を出しているようなものではないという点である。どちらかといえば、よきに計らってくれる関係といえるだろう。思考はただ喉に対して「大体こんなふうにしゃべってくれない？」というおおまかな指令を出しているだけであり、それに対して喉が勝手に先回りしてせりふや語調をつむいでくれている。そんな関係のときに、人々は自分の喉のことを「私の身体だ」と感じ取れている状況が実現するのである。

(2) 自動回路と手動回路

　ここまでの話を抽象化しつつ整理するため、写真1-a, bを参照してほしい。これは子どもが自転車に乗っている2枚の写真であるが、写真1-aの子は、自転車にまだ乗り慣れていない状況である。それに対して写真1-bの子は、自転車にスイスイ乗れている。おそらく多くの読者が同意してくれるだろうと思うのは、自転車をより身体の一部にできているのは写真1-bの子のほうだろうということである。

　では、どちらがより「意識的な自己決定をしているか」と問いを変えるとすると、おそらく写真1-aの子のほうが、「次にどっちのペダルを踏もうか」とか「どれくらいの力を加えようか」など、自転車との関係性における意識的な自己決定をたくさんしているだろう。写真1-bの子のほうはおそらく、もう自転車のことなど意識にないだろう。自転車との関係において自己決定しているという自覚はほとんどなく、むしろ意識は自転車とは違うほうに向いている。例えば、景色を見ていたり、夕飯のことを考えたりしているかもしれない。思考と自転車をこぐという運動は並列化しているのである。ちょうどこの自転車を自分の喉だと考えれば、先ほどの綾屋の発声に関する当事者研究との対応は明らかだろう。スイスイ乗れている自転車の状態が、スイスイしゃべれて声が出せている状況に近いのかもしれない。

　日常の行為というものを細かにみていくと、介助者との関係を考えるうえで単に「障害者の自己決定が大事だ。そして介助者は手足になるべきだ」とは言えない構造があることがわかる。自己決定と手足論との関係を端的に整

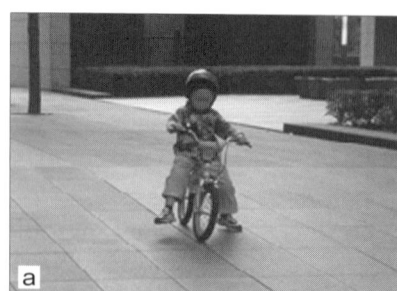 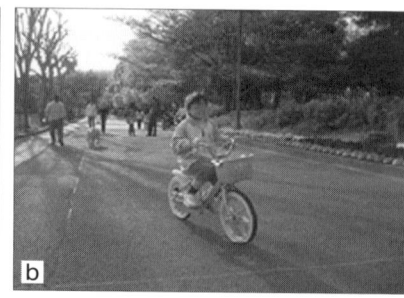

写真1　手動回路（a）と自動回路（b）

理して言うと、自己決定というのはどちらかというと、喉などの自己身体であれ、自転車などの道具であれ、介助者などの他者身体であれ、相手がまだ十分に自分の身体の一部になっていないからこそ、相手との関係において行うものである。これは綾屋の言葉を借りるなら、相手との関係において一手一手を意識的に選択決定する「手動回路」といえる。それに対して相手が自分の手足になる状況というのは、どちらかというと、もはや相手との関係における自己決定からは解放された状態である。このとき、こちらはおおまかな指令だけ出せば、あとは相手がよきに計らってくれ、いわば「自動回路」でことが進んでいく状況である。

(3) 自動と手動の境界線の共有

　手動回路の自己決定と自動回路の手足化、そのどちらも譲れないというとき、両者の並列化が重要になる。思考しながら運動するという並列化の例を、発声や自転車という例を取り上げながら述べてきたが、まさにそれと同様の関係を、介助者との関係に応用できたときに自己決定論と手足論は並列化する。そしてこの並列化において、思考が運動を完全に支配するような主従関係があるのではなく、「今、風呂に入る」という長期的かつおおまかな決定をする思考と、「どこから洗う」という短期的かつ具体的な決定をする運動という形で、時空間的なスケールにおける階層的な差があるという点が重要になる。

　すでに述べたように、あらゆる行為というものはどこまでも細かくできる。行為というのは、どこから洗うかといった細かいレベルから、いつ風呂に入るかといった粗いレベルに至るまで階層的な構造を持っている。そして、自己決定したいのは、ある階層レベルよりも上だけなのである。例えば筆者の場合なら、シャワーをいつ浴びたいかというレベルは自分で決めたいわけだ。無理やり介助者から、「シャワーを浴びますよ」などと言われるのは嫌である。しかし、どこから洗うかまでは決めたくないのである。行為の階層構造の中で、あるライン以下では自己決定を放棄したいという、手動と自動、自己決定と手足を分ける境界線が存在しているのだ。

　そして、この境界線の位置は人によって異なるというところも非常に重要

になってくる。例えば筆者の知る、ある筋萎縮性側索硬化症（ALS）当事者は、声を出すことができず視線だけが動くので、普段は目で文字盤の文字を選び、介助者がそれを読み取って会話をする。しかし、重要な会議に参加しているときなど、議論が紛糾するといちいち文字盤を使って自分の発言をまとめるのに時間がかかるという。そんな状況のときにその人は、付いてきた介助者に対して「今だ、おまえ何か言え」とだけ指示を出すという。要するに、どのような内容の発言をするかすら、指示を出さないのである。しかし、その指示を受けて介助者は「わかりました」とだけ言って発言を始めるという。このとき、その介助者は「この人だったら、こういうことを、この語調で言うだろう」ということを予想しながら発言しているというわけである。

　一般的な感覚で言うと、「おまえ何か言え」というタイミングだけを指定されて、具体的に何をどのように発言するかは介助者に任せるという関係性は、行為の階層からするとかなり上のあたりに境界線を引いている感じがするだろう。ではこのときに、そのALS当事者はどこで自己決定をしているかというと、一つにはすでに述べたように「おまえ何か言え」というタイミングの指示をしており、二つめには「どの介助者をどの会議に連れていくか」という介助者選択のレベルで決定しているのである。今日の会議にはこの介助者、来週の会議にはあの介助者と決めておいて、普段からおのおのの介助者に、自らの考えをしっかり伝えておくという調整を経てはじめて、実現している関係性と言える。

　自己決定論と手足論の両立は、まずその当事者がどのレベルに境界線を持っているかを介助者と共有することで実現する。そのために、境界線よりも下の、自動化された無意識の運動の領域を、普段からコーディネートし続けておく必要があるのである。そしてさらに重要なのは、自己決定（思考・障害者）が手足（運動・介助者）を完全に支配するのではなく、低階層の運動がボトムアップに高階層の思考に影響を与えることもあるということである。

3. どのように自立概念を捉えるか

(1) independence と autonomy

　自己決定論と手足論の他に、障害者運動が大事にしてきた理念として「自立」というものがある。自己決定論と手足論だけでは、意識にのぼらない手足の領域がどのようなものであるべきかについて、多くを語れていない。一歩引いて手足となった介助者が、障害者の気づかないところで障害者を支配しているという構図は十分にあり得ることである。このような関係性を牽制しておくためには、自立という概念をより明確にしたうえで活用する必要がある。

　自立とは何か、という問題をもう一度考えようとするときに、筆者が補助線として用いるのが、自立の反対語を考えてみるという作業である。筆者はさまざまな講演会、研究会、ワークショップなどで、あるときには中学生を相手に、またあるときには小学生を相手に、そしてあるときには大人や支援者を相手に「皆さん、自立の反対語は何だと思いますか？」聞いている。するとよく出てくるのが、「依存」と「強制」という二つの概念である。

　「依存」の反対語が「自立」だということになると、依存していない状態として自立が定義されることになる。英語の"independence"はまさに、そのようなニュアンスを持った概念と言えるだろう。"dependence"が「依存」を意味し、そこに打ち消しの接頭辞"in"が付いているので、「依存していない状態としての自立」というイメージを念頭に置いている言葉だと言える。一方で「強制」の反対語が「自立」だということになると、強制されない状態として自立が定義されることになる。そしてこちらの自立概念に対応する英語としては、"autonomy"という言葉が使われることが多い。

　しかし、この二つの自立概念に関しては、少し慎重に検討する必要があるだろう。本当に、依存しない自立など存在するのであろうか。そして本当に、強制されない自立など存在するのだろうか。依存しない自立や強制されない自立という考え方が、かえってわれわれの生を苦しめるような状況はないだろうか。

(2) 震災の経験から independence を問い直す

　まず一つ目の"independence"という概念について検討することにしよう。すでに述べたように、通常、「自立」と「依存」は反対語のように使われることが多いが、実際は「自立」と「依存」は反対語ではないというのが筆者の考えである。

　そもそも、障害があろうとなかろうと、すべての人の「生存・行為・思考」は、多くのものに依存してはじめて実現しているのではないだろうか。そこに個人差があるとすれば、依存している人と依存していない人という差ではなく、依存できる先がたくさんある人と依存できる先が限られている人という差なのではないか。そして、前者の依存先が多い人は周囲から自立しているとみなされやすく、逆に依存先が限られてしまっている人は周囲から自立していないと捉えられやすいのではないか。

　依存しているか依存していないかの対立軸ではなく、依存先が多いか少ないかの対立軸こそがより重要だということを説明するために、いくつか例を挙げたいと思う。まずは、2011年3月11日に起きた東日本大震災のときの筆者の経験談である。筆者は震災のとき、6階建てのビルの5階にある自分の研究室にいた。急に、今まで経験したことのないような大きな揺れを経験したので慌てて逃げようとした。

　ところが、筆者が使うことのできる避難ルートはエレベーターだけだった。しかもそのエレベーターは、大きな揺れによって安全装置が作動したために止まってしまった。他の人々は階段を使って逃げたり、体力がある人であればはしごやロープを使って逃げたり、さまざまな避難ルートがあったわけだが、筆者は、少なくとも自力ではエレベーター以外を使うということはできなかった。結局、どのようにしたかというと、近くの研究室の人に声をかけて、そこのスタッフに体を担いでもらって階段で逃げたわけだが、結果として、その研究棟の中で一番逃げるのが遅くなってしまった。

　この例は、障害とはいったい何なのかという問題のある一側面を、たいへん先鋭的にあらわしているものだといえるだろう。このときの経験を通してあらためて感じたことを模式的にあらわしてみよう。震災時、健常者の場合には、「逃げる」という一つの行為を実現するための「依存先」が、「階段」「ロー

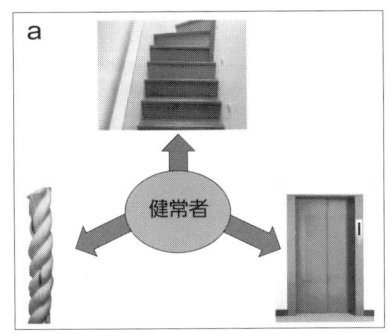 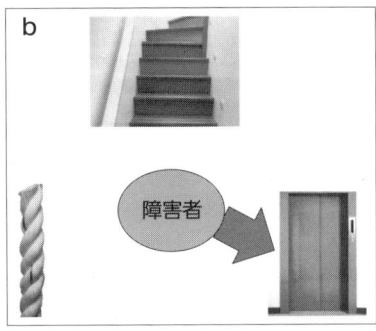

図1　依存先の多さと依存度の深さの関係

プ」「エレベーター」と三つもあったということができる（図1-a）。

　それに対して筆者の場合、この三つの中で利用できる依存先はエレベーターしかなかった（図1-b）。図1-aと比べてほしいのは依存をあらわす矢印の太さである。健常者の依存先をあらわす図1-aの図では、一本一本の矢印は細く描かれているが、筆者のような限られた依存先しかない障害者にとっての依存の矢印は太く描かれている。矢印の太さの違いによって何をあらわしたいかというと、依存先の数が少なければ少ないほど、その限られた依存先への依存度が深くなるという事態である。ここでいう依存度とは、それなしではやっていかれない度合い、あなたなしではやっていけない度合いを指している。健常者のように依存先がたくさんある場合には、依存先との関係はある意味でドライなものになる。つまり、「べつにあなたがいなくたって、他にいくらでも代わりはいるのよ」という状況が可能になるわけだ。そう考えると、依存先が増えれば増えるほど矢印はどんどん細くなっていくだろうと予想される。すると最終的には、「私は何者にも依存していない」という錯角に陥ることができるかもしれない。"independence"という概念が存在する状況というのは、もしかするとこの錯覚のことかもしれない。

　依存先の数の多さと依存度の深さという二つの側面は、しっかりと分けて考える必要がある。なぜなら、この二つはしばしば反比例するからだ。通常われわれが、「あの人は○○に依存している」と誰かのことを批判的に記述するとき、依存度の深さが深いという事態を述べていることが多い。しかし依存度が深いことは、依存の過剰というよりも、他の依存先の欠乏を意味し

ているかもしれないのだ。障害者はしばしば健常者に比べて依存しすぎているとみなされることが多いが、依存先の数でみたときにはむしろ、依存が足りていないといえるのではないか。

(3) 依存症の当事者研究から independence を問い直す

　これと同じような考え方は、アルコールや薬物の依存症者たちの当事者研究からも報告されている[5]。依存症は、何かに依存しすぎる病気だとみなされがちだが、実際は先ほどのエレベーターとよく似ていて、依存度の深さの過剰、依存先の数の過少がその実態であるということが、当事者研究からは示唆される。特に女性の依存症者に多いといわれているのだが、依存症者の多くは小さい頃に、非常にひどい虐待を受けていることが珍しくなく、「人を信頼できない」という人間不信の状況に置かれていることが多い。

　人間不信という状態は人に依存することを困難にする。何かストレスを抱え込んだときに、多くの人たちは信頼できる友だちをファミリーレストランなどに呼び出して「ケーキをおごるから聞いてよ」などと言って、相談や愚痴を話すことを日常的にできている。そのようななにげない自己ケアができるということは、たいへん恵まれたことなのだということを自覚することが必要である。愚痴や相談というのは、自分の弱みや愚痴、汚い部分を人にさらすことを伴う場合があるが、それができるのは、前提として人への信頼を享受している場合だけなのである。

　それに対して依存症とされる人たちは、小さい頃から「人なんて信頼できない」「自分の弱みをみせたらやられちゃう」「裏切られてしまう」というようなことを、経験の中で再三たたき込まれている。そうなると、何かストレスを抱えたときに、そうそう簡単に人に相談したり愚痴を吐いたりなどできないわけである。では、どうやって生きのびるか。あらゆる人は何かに依存しなければ生きていけない。しかし、人間不信によって人に依存できないとなれば、消去法によって、物質に依存するしかなくなるのは当然である。酒、アルコール、薬物といった物質は、人に比べれば裏切らないだろうと思われるからだ。このように、人間不信が強くなれば、人に依存せず、自分一人でなんとかしなければいけないという気持ちが強くなる。そういう意味では依

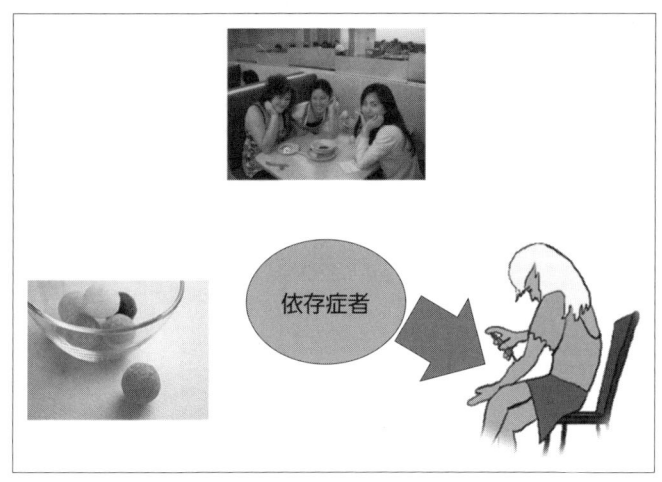

図2　依存症における依存先の集中

存症者は、人並み以上に"independence"の観念が強い人たちであるといえる。

　限られた依存先という意味では、筆者にとってのエレベーターと、依存症者にとっての薬物は等価である。エレベーターと同様、「あなたなしではやっていけない」という深い依存度が、薬物やアルコールとの間に結ばれてしまっているのである（図2）。

　依存症からの回復は、一般的に、薬物を使わなくなることだと考えられている。したがって回復を目指す治療や支援の方向性も、薬物使用の根絶として設定されがちである。しかし、ここまでの議論を踏まえると、なけなしの依存先である薬物を断ち切るのが回復などではなくて、薬物以外に依存先を増やすことが回復なのだということは自明であると言える。

　そのように考えると、"independence"という意味での自立などは存在せず、むしろ多くのものに依存する"multi dependence"とでもいうべき状況こそが、自立なのではないか。これが、一つめの結論である。

(4) 綾屋の当事者研究から autonomy を問い直す

　次に、「強制」の反対語としての「自立」、いわゆる"autonomy"につい

て考えることにしよう。筆者の考えでは、人は常に、いろいろなものに強制されている。ここでいう強制とは、自分以外の物質や他者に強制される場合だけでなく、身体の内側からくるいろいろな刺激に、生存、行為、思考が強制される場合をも含んでいる。例えば空腹感という刺激や、身体の一部の痛みという刺激は、われわれの生存を脅かし、恒常性を復元するような行為を強制し、思考もそれによって影響を受ける。身体の内側からくるさまざまな刺激と、身体の外側からくるさまざまな刺激とに強制されながら、人の生存、行為、思考は形づくられていっているのである（図3）。

　このような状況を端的に表現しているのが、先ほども触れた綾屋の当事者研究である[4]。身体の内側からのたくさんの刺激や、身体の外側からのたくさんの刺激に強制される形で、自分の意図や行為というものがボトムアップに生成するという状況を、アフォーダンス（affordance）という生態心理学の用語を用いて綾屋は記述している。コップという物が「握る」や「飲む」といった行為を促し、椅子という物は「座る」や「横になる」といった行為を促すというように、環境中のさまざまな物が持っている、行為を促す性質のことをアフォーダンスという。「コップは握るというアフォーダンスを持つ」「コップが握るをアフォードする」などと表現する。

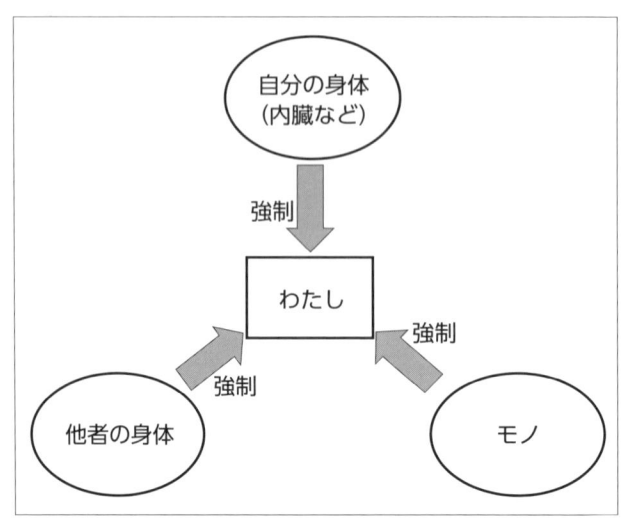

図3　強制によって生成する私の生存・行為・思考

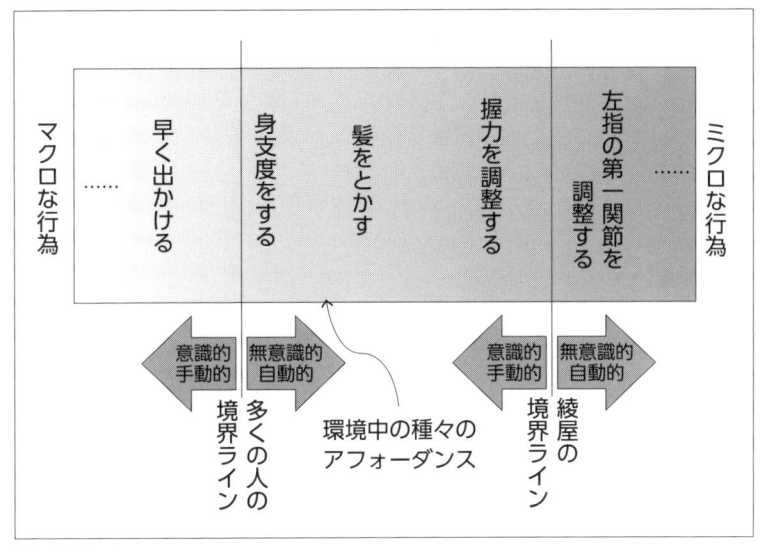

図4　手動と自動の境界線の個人差

　先ほども述べたように、行為には階層構造がある。おおまかで抽象的な上位階層は自己決定や思考の領域であるのに対し、細かく具体的な下位階層は習慣や運動の領域である。すでに述べたように綾屋の場合、多くの人が自動的な運動の領域でこなしているものを、意識的な思考の領域で実行しているという。だからといって、どんなに細かいレベルでも手動で行っていると考えるのは無理がある。より正確に言えば、綾屋の場合、思考と運動、手動と自動を分ける境界線の位置が、多くの人に比べてより細かいレベルのほうに位置しているといえるだろう（図4）。そのためか、綾屋の意識は、自己身体を含めた種々の物から発せられる断片的な運動レベルのアフォーダンスを過剰に受け取ってしまい、上位階層の行為プランが、ボトムアップに乱されてしまいがちであるという。例えば、「早く出かける」というおおまかな行為プランを持って身支度をする朝の風景について、綾屋は次のように述べている。[4]

　今日はいつもより早く出かけなくてはならない。でも地肌のかゆさとべとべとした感触が「今日こそ頭を洗え！」と強烈に訴えている。急いで風呂場に向かう

とその手前で洗濯かごに山盛りの洗濯物と目が合う。うなだれた姿で「私たちをこのまま置いて行くの？」と言うので洗濯機に洗濯物と洗剤を入れてスタートボタンを押した時、「おかあさ〜ん、ごはんは〜？」と子どもの声。「あ〜、今から作るわ〜」と返事をしながら冷蔵庫をあけて中を眺めると、いろいろな食材が目に飛び込んでくる。卵が「目玉焼きにする？　スクランブルエッグがいい？」と聞き、ハムも「俺を焼く？」と言うので、「時間がないから君たちまとめてハムエッグだ」と答える。そこへ「あの、私、水分足りなくてカラカラなんですけど」と口腔内の粘膜が言うので、冷蔵庫で見つけたブドウを一粒つまんで口に入れる。すかさず「え、突然そんなことされても甘すぎてまとわりつく！」と舌とのどから異議申立てがあったためコップに麦茶を注いで飲む。するともぞもぞしてきた下腹部から「ねぇ、トイレに行こうよ」という声。トイレに行って帰ってくると「靴下がな〜い！」と子どもが大声を出すので「ほらここ！」と室内用物干しに吊り下がっている靴下を取り外して子どもに向かって放り投げる。「おい、頭を洗う話はどうなったんだよ」「早く、僕たちのこと焼かないの？」「あのさ〜、レポート用紙あったっけ〜？」う〜ん、頭がぎりぎりする。今日は早く出かけるはずなのに、もう何時間も経ってしまった気がする……そう思って時計を見るが、まだ十分も経っていない。だが出かける前からあれやこれやと話しかけられ、もう動けないくらいへとへとだ（綾屋, 2013）。

　綾屋の経験は、数多くの物のアフォーダンスに気づいてしまうということが、"autonomy"の感覚を失わせてしまう可能性を示唆している。逆に言うと"autonomy"という意味で自立していると感じられるためには、実際はいろいろなものに強制されているにもかかわらず、それに気づかないでいられるということになるだろう。実際は多くに依存しているのにそれに気づかないときに"independence"という錯覚が得られるのと同様、実際は多くに強制されているのにそれに気づかないときに"autonomy"を感じられるのではないか（図5）。例えば、身体の一部がものすごく痛くて、それによって自分の行為や思考が強制されるときには、"autonomy"を感じられないはずだ。

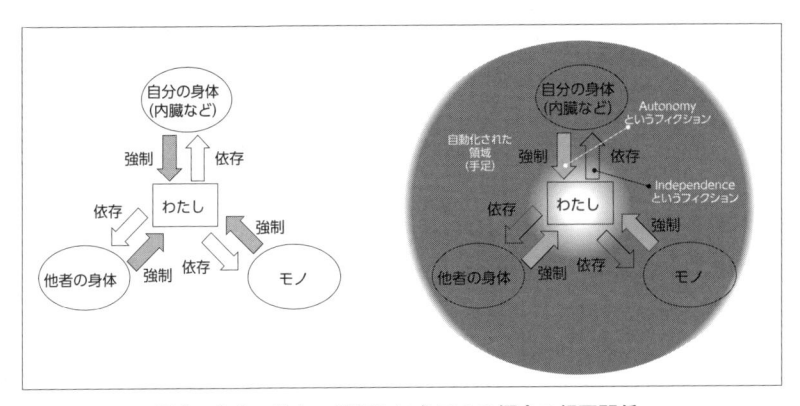

図5 自立、依存、強制という三つの概念の相互関係

　何ものにも依存せずに生きていける人など存在せず、われわれの生存、行為や思考はすべて、身体内外の多くのものに依存することで実現している（左図の白矢印）。また、何ものにも強制されずに生きていける人など存在せず、われわれの生存、行為や思考はすべて、身体内外の多くのものに宿っているアフォーダンスに強制されている（左図の灰色矢印）。わたし（＝生存・行為・思考）と、身体内外の多くのものとは、このような依存・強制関係で結ばれているが、この関係が時間を超えて習慣的に反復され予測可能になると、「自動化」によって意識に捉えられにくくなる。自動化によって、わたしの生存・行為・思考を強制する原因や、わたしの生存・行為・思考を実現する依存先を見失うと、「わたし自身から生存・行為・思考が生じた」という感覚（sense of autonomy）や、「わたし以外の何ものにも頼らずに生存・行為・思考が実現している」という感覚（sense of independence）が生じる（右図）。このように、依存や強制は自立の反対語なのではなく、依存や強制が自動化されて意識にのぼりにくくなったときに立ち上がる感慨が、自立というフィクションであるといえる。

(5) 「実行→決定」型の autonomy

　その一例として、飲食店などで、硬めの椅子が使用されているという逸話は有名である。客の回転率を上げるために、席についた客が、なるべく早くその席を離れるよう椅子を硬くしてあるという話である。この逸話において重要なポイントは、椅子の硬さは、客がその硬さに気づいてしまうほど硬いものであってはならないというところだ。客が椅子の硬さに気づいてしまったら、店側にクレームがついてしまうだろう。あくまでも、客の意識がそれと気づかないうちに、外側からの刺激でその人の行為を強制する必要がある

のである。

　手動と自動の境界線の自動側、すなわち、意識にのぼらない領域にかすかなアフォーダンスが働くことで、客はそれと知らずに硬い椅子に強制されて店を出る。店を出た後にその客に対して、「なぜ、今店を出たのですか？」と質問したとすれば、客は特にこれといって原因らしきものが見当たらないので、事後的に「私が決めた」といった"autonomy"の文法で、自らの行動原因を説明するだろう。このように、実際は身体内外のさまざまなアフォーダンスに強制されて実行に至った行為や思考について、その強制元が意識にのぼらないために、行為や思考の原因を事後的に「わたしの決定」に帰属させることで構成される"autonomy"という感慨を、"「実行→決定」型のautonomy"と呼ぶことにしたいと思う。

　「実行→決定」型のautonomyの感慨を得られるかどうかは、身体の内側や外側からやってくる刺激がどのように分布しているか、もう少し言い換えると、強制元が薄く広く分散しているかどうかということに影響されている。強制元が分散せず集中して目立っていれば、本人はその強制元に「強制されている」と気づきやすくなるだろう。身体の一部が痛かったり、あるいは椅子が硬いと気づいてしまったりというような、目立ってしまう刺激が立ちはだかっているときというのは、この「実行→決定」型のautonomyは感じられないだろうと推測される。

　行為を実現する依存先と行為を引き起こす強制元は、いずれもわれわれの身体内外の環境を構成する事物である。ゆえに、環境を構成する事物との間に、どのようなレイアウトと関係性で関わり合うかという問題が、multi dependenceを実現するうえでも、「実行→決定」型のautonomyを実現するうえでも重要になってくる。依存先が一部に限られてしまっているようなレイアウトでは、強制元も集中しがちになり、おそらく身体内外の個々の刺激が意識にのぼらない状態というのは実現されにくくなる。依存先の分散と強制元の分散はセットで考える必要がある。

(6)「決定→実行」型の autonomy

　もう一つの強制＝autonomy のパターンは、過去の自分が決定していたスケジュールに、現在の自分が強制されるというものである。例えば「明日はこういうスケジュールで過ごそう」と予定していて、その通りに実行されたならば、おそらく多くの人が、自分の"autonomy"が発揮されたと感じることだろう。この、あらかじめ決定していたことを時間をおいて実行した場合に得られる感慨を、"「決定→実行」型の autonomy"と呼ぶことにする。

　しかし「決定→実行」型の autonomy は、ある意味では、過去の自分に現在の自分が強制されているといえなくもない。この問題が先鋭化するのが、リビング・ウィルの問題だと筆者は思っている。過去の自分が書いた紙切れ1枚に、現在の自分の生存が強制されてしまう問題がここに関わってくる。

　「決定→実行」型の autonomy の感慨を得られるかどうかについては、「予測」という観点が重要になる。リビング・ウィルの問題を考える際にも、予測の問題は非常に重要な論点の一つになるだろう。自分であらかじめ決定して、後にその通りに実行した場合、満足して autonomy を享受するための条件は、決定の時点で、将来実行時の自分の身体や状況が、そこそこ予測可能であるということだ。明日、明後日、おおよそ私の身体はこんな状態だろうという予測が立っていないと、おそらくこの「決定→実行」型の決定は予想外の結果を引き起こしてしまいかねない。

　筆者が、ターミナルの状況で「決定→実行」型の決定が危ういと感じる理由はここにある。ターミナルというのは身体が不安定な状況である。日ごとに身体的な状態が変わるときに、この「決定→実行」型の決定が果たして autonomy の感慨を与えるものなのかというのは、非常に難しい問題だと感じている。

　ターミナルに限らず、自分の身体状態についての予測が立たなくなる状況は数多く考えられる。例えば、「朝は体がうまく動かせるが、夕方になると動きにくくなる」といった身体状態の日内変動、「数週間前はできていたことが、今日はできなくなった」といった進行という現象は、身体についての予測が不安定化する例である。このような予測の不安定化の問題は、障害の重さの次元とはさしあたり異なる。障害が重くても身体状態が安定していれ

ば、予測は立ちやすくなるのに対し、障害が軽くても不安定なら予測はしにくくなる。そして、「決定→実行」型の autonomy の前提条件として重要なのは、重さというよりも、不安定性や予測の次元であるといえるだろう。

4. まとめ

　依存や強制から逃れられない人間にとって、依存の反対語や、強制の反対語として自立を捉えるのは無理がある。本論では、依存と自立の関係について考察し、自立というのは依存先が多い "multi dependence" な状況を指した概念なのではないかと主張した。次に強制と自立との関係について考察し、身体や状況がある程度安定してはじめて予測可能であることと、強制元の刺激が薄く広く分散しており、個々の刺激は目立たない状況では "autonomy" という感慨が実現されるかもしれないと述べた。要するに、自立を実現するためには、「依存先の分散」「強制元の分散」「身体や状況についての、ある程度の安定性や予測」という、三つの条件が必要だというのが本論の主張である。

　そして三つ目の「身体や状況の安定性や予測」は、冒頭に述べた手足論と深く関連している。手足というのは、いちいち指示を出さなくても、習慣的に、自動的に動いてくれてはじめて体の一部として感じられるものだと述べたが、習慣化された自動的な作動とは、まさに身体や状況の安定性や予測可能性によって可能になるものである。そして、手足論を通してみてきたことは、自動化され予測可能となった領域と手動の領域との境界線を、他者と共有することの重要性であった。このことは、身体や状況の予測が、他者とある程度共有された「集合的予測」であることの必要性を示唆している。

　このようにして、「依存先の分散」「強制元の分散」「身体や状況のある程度の安定性や集合的予測」という三つの条件によって、手足論、自己決定論、自立といった自立生活運動の主要な理念が、より実践に近く、矛盾のない形で記述されることになる。

〈引用文献〉
1）後藤吉彦：「介助者は、障害者の手足」という思想―身体の社会学からの一試論．大野道邦、小川伸彦（編著）：文化の社会学―記憶・メディア・身体．文理閣,

pp225-243, 2009
2）究極 Q 太郎：介助者とは何か？．現代思想　26：176-183, 1998
3）綾屋紗月、熊谷晋一郎：発達障害当事者研究―ゆっくりていねいにつながりたい．医学書院、2008
4）綾屋紗月：アフォーダンスの配置によって支えられる自己―ある自閉症スペクトラム当事者の視点より．河野哲也（編）:知の生態学的転回 第 3 巻 倫理：人類のアフォーダンス．東京大学出版会、2013
5）上岡陽江, 大嶋栄子：その後の不自由―「嵐」のあとを生きる人たち．医学書院, 2010

〈謝辞〉
　本研究は文部科学省科学研究費補助金 新学術領域研究「構成論的発達科学」（No.24119006）、JSPS 科学研究費補助金 基盤 A「知のエコロジカル・ターン」（No.24242001）、JSPS 科学研究費補助金 基盤 B「精神医学の科学哲学」（No.24300293）、JSPS 科学研究費補助金 基盤 S「社会的障害の経済理論・実証研究」（No.24223002）の助成を受けた。

第 2 章

存在の肯定、の手前で

立 岩 真 也

第 2 章

存在の肯定、の手前で

立 岩 真 也

1. 存在を肯定する作業療法はあるか?

　それは私にはわからない。
　まず、「存在」とか「存在を肯定する」というものがどんなものかだが、こちらのほうはあまり難しいことは考えないことにしよう。それはごく簡単には「生きている」こと、そしてどうせ生きているからには気持ちがよいほうが悪いよりは良いとして、そのことを妨げないというだけでなくそれが支持されときに支援されるということであると、当たり前のことを言っておく。
　そして次に、そのための手立て・技術といったもの、それを用いた行いはさまざま、たくさんあるだろう。これはたくさんあるほうがよいということではない。さまざまな手立てなどいらなくてうまくやっていけるならいろいろと面倒でなくてよいということはあるからだ。ただ、なかなかそうもいかず、必要なものは実際かなりたくさんあるし、あるべきものがないのは困る。こんなことはこうするとよいという経験知がある人がいて、そして／あるいは、かくあるべしとは決まっていないことをわかっている人がいて、そんな人がいると、何か別様に身体を動かしてみる、あるいはそれをやめることのきっかけになったりするかもしれない。ここまではやはり当たり前に言える。
　すると次に、作業療法はそんなものであるのか、あることができるのかと

いうことになる。それはたぶんなんらかの形で広義の身体に働きかけることの一部ではあるのだろう。そこにはしないこと（しないことを促すこと）も含まれるのかもしれないのだが、それらがよいことをその人の身体にもたらすことはありそうだし、実際あることをわれわれの多くは知っている。そうした全体の中に作業療法も位置を占めているのかもしれない。

　しかし作業療法が何であるか、私は知らない。もちろん、教科書とか概説書とかそんなものを読むことはできるし、田島の博士論文が本になったもの（田島 2013）を読むこともできるが（というか、私はその博士論文の主査を務めさせてもらったので、読んでいるが）、そうして書かれたものを読んでもやはりわからないことはいくらも残る。そして書かれていることとなされていることが同じであるとは限らない。しかし私は作業療法を体験したこともない。私の知る人はあまりいいことを言わないが、それはただ私（の知る範囲）が偏っているということかもしれない[注1]。結局、作業療法でどんなことをするのかわからない。だからそれについて何か言うこともできない。すると、それで話は終わりになりそうだ。それでこの章を書くのに困った。結局、そんなことを言うことの前段の前段として、ひろい意味で「なおす」ことに関わることについていくらかのことを述べる。ごく初歩的なことだから、知っておいてもらいたいと思って（立岩 2001a）など、私がだいぶ前から書いてきたことを繰り返すことにした。ただ、そうして書いていったら、これまで書いたことのないことを新たに書くことになった。結果、説明不足の部分が出てきてしまった。いつになるか、補って、たぶん一冊の小さな本にしようと思う。

2. 痛みと死をもたらす病に

　何が／何を「なおす」ことなのかである。そんなことははっきりしているように思われる。だが複数の種類があって、おのおのはみな知っていることなのに、その中の何を指しているのかしばしばはっきりしないことがある。立岩［2011］［2013：326-353］などこの頃いく度も同じことを書いているのだが——先に一冊の小さな本にすると言ったその本で説明する——障害や病に関係することに少なくとも五つの要素がある。

　五つのうち二つは病に関わる。まず一つ、それによって死ぬことがある。

というか、死をもたらす可能性のあるものが病とされる。そして普通、人は死ぬのはいやだ、少なくともいくらか遅らせることができればよいとたいがいの人はたいがいのときには思う。そして次にもう一つ、苦痛、さまざまな種類・様相の苦痛がある。人はやはり痛いのもいやだ。それで死ぬのを遅らせたり、痛みを緩らげたりする実践とそのための技術・知がある。その一部を普通にわれわれが知っている意味での医療が担っている。もちろん激烈な痛みやちょっとした不快感や、苦痛、つらさにもさまざまがあるのだが、ここでは細かく考えないとしよう。その痛みを取ること、減らすことは、特に狭い意味の身体由来のものについては狭義の医療者が対応することになっている。ただ、そう狭くとらなくてもそのために有効な「療法」というのが多々あってきたし、ある。感覚を遮断するといった乱暴なことも時には必要なのだが、痛みは身体に起こっていることを知らせるものでもあるから、もっと穏健で基本的なところからの対処といったものもある。

　作業療法はそんなことに関わっているか、最初に述べたように知らない。普通に「リハビリ」と呼ばれるときにはそれは含まれないのだろうか。ただ、よくは知らないが、日本語で「療法」といったら、もともとは痛み・つらさを取る、減らす技・実践を指していたのではないかと思う。そしてそれは素朴に大切なことであると思う。私は最近精神医療についての、というよりはその内部でいろいろと不平を言った人たちやその行いについて少し書いた本（立岩［2013b］）を出してもらったのだが、執筆に際していくらか本を読むとそこには（私のその本には出てこないけれど）、初期の、今のものとは異なるのだろう、ずっと以前の作業療法と呼べば呼べるもの、あるいは実際そう呼ばれていたものが、少なくともその「一つの」要素としては、塞いだ気持ちを晴らす効果のあるものとして行われたことが記されている。

　それはどのぐらいうまくいったのか、それでかえってつらくなった人もいたかもしれないとは思った。何かしてみることで気持ちよくなる人もいるけれども、そうでない人もいそうだ。そうした見極めぐらいはついたのだろうか。そんなことは気になる。身体を動かす楽しみは時にあるが、反対のこともある。そして、どうせ何かするなら施療する側も何かよいことがあってほしいと思う、あったと思いたいと思う。人が関わってくれるだけでうれしいということもあり、多くの人はお礼ぐらいは言うだろう。報告をどこまで信

用してよいものかとは思う。けれども、少なくともそれを目指すという単純なことは大切なのだと思う。それをどのように位置づけているのだろう。そんなことは思った。

　そして、そうした療法は一つめに挙げた「延命」にも関わることがあるはずである。それもやはり大切なことだ。素朴には狭義の医療が病気に対応することになっている（実際にはそう単純でもなくいろいろと重なる。「リハビリテーション医学」といったものもあり、手術などによって動かなくなったものを動かせるようにするといったこともある）。痛い苦しい状態がそうでなくなる、その度合いが減る。ただどんな名称のものであれ、それはよいことだと私は思う。そんな単純な話をまず述べた。ただそれは単純だが大切なことであって、そんなところから「療法」が遠ざかっているとすれば、そのことこそが妙なことかもしれない。

　他方、できるようになることはどうか。これは少し考えてみなければならないと思う。そのことがわかるように以下に述べる。参照文献として私自身の文章が続いてしまう。見苦しいが勘弁してもらいたい。

3. 障害の諸相、のうちの異なり

　そうと決まったものではないと思うと今述べたばかりなのだが、療法、もっと普通に知られている言葉では「ハビリテーション（リハビリ）」というと、「障害」に関わる仕事だと一般的には思われているのだと思う。ただ障害にも、現実には少なくとも三つの面がある。一つに「できなくなること」がある。それに対して「できる」ようになること、そのためのことをすることが対応する。障害といえば普通にはこれが想定されているが、実際にはもう一つ「普通でないこと」がある。それに対して「普通になること」が目指されることがある。そして最後にもう一つ、ある種の障害は「加害（他害）」的であるとされ、その除去・軽減が目指されることがある。さきに数えた二つに加えて三つ、計五つあることになる。

　その四つめに対して、「普通になること」「変」でなくなることが（求められ）なされる。違いについてはあまり気にしないほうがよい、個々人の違いを許容・尊重すべきだといったことは昨今わりあいによく言われるようになった。ただ実際にはどうか。これまでとそう変わっていないようにも思え

る。そして時に、普通になることと、普通の人と同じようにできるようになることは、実際にはつながっていることがある。例えば「協調性（のなさ）」といったものはどちらの性格をも持つことがある。「変人」とみられ、それでのけ者にされたりすることがある。そしてそれは、それも「対人関係能力」といった具合に一つの能力であるとされ、大切なものであるとされる。その「もともとの」要因は、どこと特定できないにせよ、脳内にある何かが関与している可能性を頭から否定する必要もない。ともかくなぜだか、そういうことが上手でない人は以前から一定数いたはずだ。そういう人は何事かを黙々とやっているぶんにはやっていけていたかもしれない。ただ今の社会は、ものはたくさんあって、それをつくる人はもうあまりいらないということになっている。そこでは大差ないものをいかに売るかといった仕事が大きな部分を占めるようになる（「差異化」されたものをつくるのも仕事にはなるが、それに要する人間の数は限られたものだし、そこでも「時代に敏感」なことが求められたりする）。すると「偏り」は「能力」の不足ということになる。それが目立つ。それをあまり持たない人はやっていきにくいということになる。なんとかなるものならしようとする。こんなことが「発達障害」（という言葉・診断・対応…）の流行にも関わっているのかもしれない。

　こうして一方では「変」であることは仕事にも響くし、それを別にしても気にされる。

　「できる」ようになることより「異常」なことに対して、そうでないようにする方向にもっていくことのほうが気になっていることかもしれない。気になっているのは本人である。気になっているなら、それに応ずるのは仕方がないことともいえる。ただそれは現在の自分を否定することでもある。そして、あくまでそれは他人らがいて起こることであること、それは他人らの好みによってその人に負荷をかけることであることはわかっておいたほうがよい。

　その「社会的」な解決・軽減は難しいことではある。次に述べる「できないこと」については個々人がどう思おうと、かなりの部分は解消・軽減できるが、これは人々の「好悪」に関わる（とされている）のだからである。これは、本人が合わせようとする努力をしようというのであればとめることはできないとしても、そして個々人の好悪というものをなくすことはできない

としても、だからどうしたらよいのか困難なことではあるのだが（そこでこのことについて書こうとした連載（立岩［2011-］）は途中で止まってしまっているのだが）、不当なことである。「適応」（のための実践）はそれ自体として正当化されない。そのことは、基本的なこととしてわかっておいてもらいたいと思う[注3]。

4. できる／できない

　次にできる／できないことについて。なぜだか、わかることもありわからないこともあるのだが、一人ひとり、できることできないことがあり、できることの度合いが異なる。それに対する対応が何種類かある。それらは連続しているのだが、分ければ、(1) 自分でする、自分でできるようになる。そのために「学習する」とか「訓練する」とか「なおす」ことがなされる。(2) 自分ができるために、自分以外の人・設備を使って補う、(3) 他人にやってもらう。この三つがある——この三つを分けて、後に述べるようにそれを二つの場面で考えてみたらよいことは、本章で初めて述べることになる。

　これらは連続しているし、まったくの (1) そして (3) というものは存在しないともいえる。あらゆる人の営みが先人や共にいる人たちの力があって行われている。具体的にそこに人がいなくても、その人が用いる技術は他の人たちがいつの時にか考えついたもの、そしてたいがいは一度のことでなく、長い間のさまざまが堆積したものだ。他方、(3) について。生きることの全体をとれば、どんなときでも、最後までその人、その人の身体に能動的な部分は残る。例えば、人工呼吸器をつけて生きていても、その呼吸器は空気の出し入れを補助しているだけである。だからまったく他人にさせるということはないともいえる。それでも、どちらに近いかという程度の差はあり、その差は時に大きい。そして、リハビリ（テーション）と言えば、普通の人が思っているところでは、(1) についてそれを「なおす」営みを指している。

　それに対して「障害学」というものがあって、「社会モデル」などと言って、(2) 社会がその人ができるようにするための手立てを講ずる、そのように社会を「なおす」ことを主張していることになっている。実際、おおむねそんなことを言っている。すると、それと身体をなおすこととは対立するようにみえる。そう言われることがある。まずそれは「医学（モデル）」と対立す

るように言われる。次に「個人」と「社会」とを対置させ「社会」を言うとされる。

　私は対立があるときにそれをないことにするのはよくないと思う側の人間だ。けんかすべきときにはやったらよろしいと思う。だが、残念ながら、というべきか、ここには実際には基本的な対立はないと言ってよいと思う。説明しておかないと誤解を招く。

　まず障害学は、記してきた五つ、あるいは三つのうち「できない」ことを捉える。そのことに限れば、社会的に解消・軽減できる部分は——できることはたいがい生きるための手段であり、その手段は、本人でなく他の人ができることによってもたいがい得られるから——大きいともいえる。これは、もっとひろく捉えたとき、社会をなおすことによってできることは、そんなに大きくないということでもある。痛いものは、それを人が気遣ってくれるかどうかでだいぶ変わりはするものの、痛い。寿命には大きな差はあるが、それでも死そのものを結局防ぐことはできない。それでも、五つすべてを合わせたときにも「社会」ができることは、できると思われる範囲よりは大きいというのがだいたいにおいて当たっているところかと思うが、その中でも「できない」ことについては、社会的に解消・軽減できる範囲がひろく、そして効果的だというのが社会モデルを言う人たちによって主張されたことだった。

　そのことを認めたうえでも、できないことに対する対応として（1）〜（3）のいずれがよいかはあらかじめ決まらない。まず、なおすことと補うことの境界自体そうはっきりしたものではない。補う場合も身体の一部を補う機器が多々ある。車いすや人工透析の機械は身体の外にある。義足は身体につけるものだが、取り外すことはできる。人工内耳やペースメーカーは身体の中にある。そのいずれがよいか、あらかじめ決まらない。だから障害学・社会モデルが常に「社会的対応」のほうが優先されるべきだと主張しているとするなら——よく読めばそこまでの主張は実際にはなされていないのだが——それはまちがっている。あらかじめ、いずれがよりよいとかわるいとか決まっているものではない。だから、この意味では、二つあるいは三つは根本的に対立するものではないという平凡な話になる。

　問題はそのうえでのことである。その平凡な話の続きを考えてみよう。ま

ず、さまざまなやり方の、一つひとつの心地よさ・わるさは無視するべきではない。問題はこういう単純なところに存在するというのが私の言ってきたことであり——そう読めないかもしれないが、私が『私的所有論』立岩［1997］［2013a］の第5章で「生殖技術」について書いたのはつまりはそういうことである——、それはさきに述べたこと、苦痛を和らげることが大切だと述べたことにも関わる。

　そしてそれは、身体と技術や機器が接触し接続される直接のその場面だけではなく、もっとひろく見る必要がある。すると、（2）を言うことにもっともな理由がないかといえば、そんなことはない。つまりそれを言ってきた人たちは、なおすことを（例えば脳性まひの人たちであれば、自分で考えるとかそんな時期の前に）させられ、他の子が遊んでいるときに別の場所で痛い思いをし、そしてその結果、どうにもならなかったのである。実際、なおすことができない、そして／あるいは、そのために支払うものが大きすぎた。身体に対する行い、侵襲によって負荷がかかり、苦痛を感じるのは本人である。他方、技術の行使においては本来あってならないことだが、なおすことがもたらすプラスのものは評定されるが、それに伴う負担は計算されることが少ない（こんな「計算間違い」もあったために、あるいはそんな間違いに気づかないあるいは無視するようなものとして、医療を先行させ偏重する態度・主義を「医学モデル」というのであれば、それは批判されて当然である）。

　そして、例えば英国の障害学・障害者運動を始めた人たちに多くいたのは脊髄損傷の人たちだったのだが、そんな人たちの場合には（例えば車いすが使える）環境・補助があれば（今のままの身体で）自分ができることはたくさんある。そういうリアリティがあった。だからその人たちが（1）に否定的なのは、そして（2）に肯定的なのはまったくもっともなことなのである。

　同時に自分でできたことがよいこともある。まず、そのほうが楽なことがある。一つ、自分に一番近いのは自分ではあり、いちいち——でなくても基本的に——他人に指図するというのは面倒なことがあり、自分がたいして意識せずにできてしまったほうが楽だということはある。それからもう一つ、「羞恥」という契機がある。他人が自分に近いところにいなければならないといったことがあって、それは気持ちのよくないことがある。その気持ちは減らすことができるだろうし、人により場合によってはなくすこともできる

だろうが、「なくせ」と言えるようなものでもないだろう[注4]。そんなわけで自分が自分のことをできるのはわるくない。

　けれどもさらにもう一度、ひどく単純なことだが——そしてあまりまじめな「学」においては言われないことだが——他人にやってもらったほうが自分は楽だということはある（自分ができたうえで他人にしてもらえばよいではないかと言われるかもしれない。それはつまりなんでも家来にさせる王様のようなものだ。ただ、この社会ではできる人はそうさばらせてもらえない。それを前提にすると、本人にとってはできないほうがよいと言えてしまうことにもなる）。単に暮らすための手段を得ることであれば、自分ができること自体はどうでもよいということになる。この場合に、なぜ自分ができるのがよいと言えるか。できることが楽しいということはないではない、ある。ただつらいこともある。とすると楽なこともあるということだ。少なくともその「可能性」を考えてみたらよい。そのことを「ないにこしたことはないか・1」（立岩［2002］）に書いた。

　加えれば、私自身はあまりそんな方向のことを書いたことがないが、他人がいてしまうということは（かなり多くの人々にとっては）快でもある。補う人の存在は手段であって、「人間関係」はそれと別につくればよいというのが一つのもっともな考え方であって、私は基本的にはそちらの側についてきた（立岩［2000a → 2000b：309-321］）。ただ、それは、それと別に人間関係をつくることが可能であることが前提になっている。しかし必ずしもそうはうまくいかないとすれば、世話になることに決まった人のほうが——人が実際にいてその人がよい人であればという条件はつくが——よい（場合がある）ことは否定できない。

　では他人からみたときにはどうか。これは本人の場合よりも単純だ。その人本人にやってもらったほうが、その他の人たちが手伝わずにすみ、費用を払わずにすむのだから楽である（同時に、それと「逆向き」の贈与の心性、ケアの心性…といったものがあることを否定はしない。むしろそれは私の論全体の中では前提されている。ただここでは「現実的」に考えておく）。

　このように単純に考えると、実は誰もが知っていることなのだが、できることがよいとは、他人からみたときには言えるが当人に即しては言えないかもしれないということになる。そして、生活できることが目的であるなら、

身体をなおすことも、他人の手を借りること（借りて「自分でやる」こと）も必要ではない。単に他人が生産したものを得られればよい。

5. 補うこと／してもらうこと

　こうして大きく（2）（3）をまとめて（1）と二つに分ければこんなことが言えるが、(2) と (3) を分けて三つにすることもできるとした。すると、(1) も (2) も求めない、(3) 他人まかせというあり方がある。(2) と (3) を分けるものは何か。これも何か当たり前のようで、実はそんなに考えられていないことだと思う。(2) と (3) の区別は微妙なところがある。自分の指図で人にやってもらうといった場合は (2) といえようが、自分が稼げない（生産できない）ので他人に稼いでもらうといった場合は、生産の部分はすっかり他人（たち）に委ねることになるが、それで暮らしていければそれでかまわないということにもなる。われわれは、消費、消費しながらの生活と、生産・労働の場面を分けて考えたほうがよいということである（しかし、このことを主題的に論じた文章を私は知らない。それほど、この単純な主題がこれまでまともに考えられたことがなかったということである）。

　この頃の教科書には、「指図」することにおいて自分がしていることにする、それ以外の部分を他人にやってもらってもよいのだ、それが（経済的自立、の次の ADL 自立の次の、自己決定としての）「自立」であって、それを妨げるのはいけないことだ、それを支援するのがよいことだと書いてあるはずだ。すると「指図」「決定」する意味がどの程度あるのか。決める以外のことを人がやるという場合は、(2) 自分がすることを他人が手伝う場合の一つで、その自分が物理的にできる範囲が小さいなら、自分がすることは意志伝達にとても手間がかかるといった場合――しかしこれはそう珍しいことではない――はあるのだが、物理的には極小化される。そして決めることが残る。ひろい意味でとれば、言葉を発してなくても、だいたいよし／あしはわかるということはある。ただそれでも、それもできないものはできない。

　ここでは決めることの意味が問われることになる。それはどれほど大切か。大きくは二つ、細かくは三つ・四つの答え方がある。二つに分けたときの、一つ（A）はその結果からいう場合である。まずその人が決めるのがよいのは、（A（1）本人がその人自身にとってよいことをわかっており、それを実

現することがその人にとって有益だからというのである。これはたいがいの場合、そのとおりである。二つめ、（A（2））他人が決める場合はそうではない。（A2a）まず他人は多く本人のことを知らない。だからよい結果を与えられないことが多い。（A2b）もう一つ、他人たちの都合が入り込むことがある。この場合にも本人に対して不利な、少なくとも他に比べてよくない結果が生じることがある。大きく二つの二つめ（B）は、結果と別に、その人の思い・意志を尊重することがその人の「存在」を尊重することだと、それを他人が行うことはその人に対する侵害であるということになる。

　ただこのことは、決めないあるいは決められないことをもってとてもたいへんなことが起こっていると考えることとは異なる。決定（力）が存在するとき、それは大切だが、それは大切なことの（大きな、しかし）一つである。そして——決めないことを決めていると言えることもあるが——決めないこともある。世界に対する態度が尊重されるべきであるということであるとすれば——私はそう考えるべきだと思うが——決めないからだめだということにはならない（これは「自律」を第一義的に大切だとする生命倫理学他の主流の見方とは異なるが、私はその異なった立場を採るべきだと考える。このあたりのことについては「自己決定する自立——なにより、でないが、とても、大切なもの」（立岩［1999a］）に書いた。さらにより詳しい議論を知りたい方は立岩［2008］の第1章「良い死」をご覧いただきたい）。

6. しかし社会は

　その人だけに即してみたかぎりではこのようにいえる。では、この社会は実際にはどのようにつくられているのか。われわれの社会は自分ですること——もちろん他人にさせることも認めるのだが、それは自分がなしたことを条件とし、その対価として人からの行いとその成果を得ることが正当化される——に価値を置いているし、価値を置いているというだけでなく、そうして生産した分、あるいは能力・生産に応じた分（だけ）を自分のものとすることを正当とし、それを社会のきまりとしている。

　だからその社会においては、「できないほうが得」ということにはならない。さきに考えたのとは異なり、（1）自分でできたほうがよい。また、そのためのコストをどれだけ負担するかにもよるが、できるようになったほうがよい。

その人に負荷がかかるようになっている。

　私は、ある条件下では実際できないほうが楽なことはあるとは述べたが、できない本人が特別に楽をしたほうがよいと主張するものではない。けれども、基本的にできる／できないことと暮らせる条件・人への価値の付与とを別にし、できる／できないがどうであろうと暮らせればよいと考える（「障害学」「社会モデル」の主張を──私にはその名称に特にこだわる理由はないが──私はそのように解することができると考えている）。それは、述べたように、(1) 本人自身ができるようになることを否定するものではない。私（たち）が当然と考える状態が実現されたとき、(1)(2)(3) のいずれを取るか、本人にとって負荷の少ない選択肢が選ばれると考える。

　しかし、実際にはそのようにはなっていない。他人たちが負担しない場合に、本人に (1) に対する圧力がかかり、本人の身体に対する負荷がかかる。そして、負荷をかけても、できることには、多くの場合にならない。そして得たいものを得られないということになる。

　さらに、同時に、(1) が一番費用がかからないとは決まってはいない。時に一番かかることであることもある。(1) も含めて社会が手を引くことがある。社会をなおすよりも個人がなおってくれたほうが楽だということも一方にはあるが、逆の場合もないではないということだ。あるいは両方とも面倒だということがある。昨今では、さらにずっと以前から、力は「なおす」ほうにだけかかっているというわけではない[注5]。

　そして、かつて批判された「医療モデル」がなんでもなおそうという（無謀な）主張であったとして、うまくいかないことがあるのは自明である。そのことと「なんでもなおそうとすること」の「反省」「障害を肯定する」といった言説の流布とがつながる。できないものはできない。できないのにつきまとわれたらめんどうであり、さらにそれを医療者・セラピストの責任にされたらいやである。「障害受容（がこの人はできていない）」がそんな文脈で言われることがある（田島［2009］）。

　いずれもよくない。そこで言えることは、得られるべきものは得られるべきであるという、やはり平凡なことである。

　けれども実際にはやっかいな（やっかいだと思われている）問題は残っている。まず本人がしたい（したいと決めた）と言ったって、限界はあるだろ

うとされる。明らかにそのことを知りながら、そのことを言わず、たんに自己決定が大切だというならそれは欺瞞・詐欺である。どれだけのことを請求できるのか。また社会は応ずるべきであるのか。実際には予算がこれこれなのでとか、この病院には人が一人とか二人しかいないのでしかじかしかできませんと言うこと／言われることになるのだが、もう少し原理的に考えるとどうなるのか。それは自由とか平等とかといった基本的なことについて基本的にそして具体的に考えることを意味する。この頃「障害者権利条約」「障害者差別解消法」といった流れで「合理的配慮」(reasonable accomodationの訳語)といった言葉をよく聞くようになったのだが、その「合理的」とはいかほどかということである。このことについてはごく基本的なことは立岩［2004］で、できないことに関わるどれだけの「追加給付」を受けることができるかは立岩・堀田［2012］に収録された私の文章で考えてみた。

　その際、「できないこと」の証明が条件になるのか。その必要は全面的に否定はできない。ただ――説明はその本でしているので略すが――社会サービスの提供に限っていえば、多く自己申告・出来高払いで対応できる。そしてその「量」についても、基本そのように決定されてかまわない。そこまではやるべきことだということになる。そしてそれは現実的に十分に可能であると考える。

7. 仕事の場合は境界が異なってくる

　この区分は職業の場合にはまた別様に現われることになる[注6]。例えば、ある「普通」の一人の人が10のことができる分、本人が同じことを行うことを手伝う人が手伝う分が10に近いあるいはそれを超えるといった場合はあり得なくはない。二人合わせると20を超えるといった場合もありうる。そして（支援を得たうえでも）（同じ時間に）できる分は8とか2とかという人もいる。市場ではそういう人は雇われないだろう。しかし、それを認めていたら障害者差別はなくならないというのももっともである。ならばどうするか。「職業リハビリテーション」とは何をすることか。

　ADA（American with Disabilities Act of 1990；障害をもつアメリカ人法）的な障害者差別禁止法の枠組みでは仕事の「本体」（essential functions、「本質的な機能」と訳される）について10（以上）できる場合、

というかそれ以外の部分を無視したうえで選抜した場合にその人が雇用されるのであれば、雇用しないことは差別であり、雇用に際してかかる費用を（「合理的」な範囲において）負担せねばならないということになっている。ただ、実際には雇用主側の費用の負担の問題があり、そしてなぜ雇用しないかについて、雇用主側は嘘をつくことができるので雇用は進んでいない。

　そこで次のようにする。必要な費用は基本的に全部税金から支出するものとする。それでは「大盤振る舞い」な感じがするかもしれない。しかしどうせ人は生きていて、それが仕事と呼ばれようが呼ばれまいが、何か活動はするのだとすると、そのために必要な分はどうせ負担・支給されてよいのであり、それが職業生活であれば（なお）支給されてよいといってよいことになる。

　ただその仕事に就くこと自体はどうか。あらゆる場合に、(2)「補い」を得つつ、自らの労働が保障されるべきか。私はそんなことが気になってきた。そして誰も考えてくれないので考えようと思っていて、いくらかのことは書いたがまだ終わっていない。以前、障害を持つ小学生や中学生の教育に長く関わってきた北村小夜さんが、試験のときに「頭も借りればよいではないか」と書いたことがあることを本で紹介したことがある（立岩［1997：325］［2013a：543］）。それにどう答えるのか。その本に記したつもりではあるが、何人もの人からどう答えるのかと問われたことがある。

　絶対的にできない人のことのほうが簡単だ。できないものはできない。それはただそういうことだ。それで暮らせるようにすればよいだけのことである。相対的にできない人のことのほうが面倒だ。そして、そのことについて、全体的に考えた文章を私は見たことがない。私自身もいま挙げた『私的所有論』で、そして『希望について』（立岩［2006］）に収録されている「できない・と・はたらけない」（立岩［2001b］）にいくらかを書いたことはあるが、まだ考えるべきことはある。その説明は略すが、欲せられる生産されるものが手段であるなら、それは基本的には需要の側によって選択されてよいとする。『私的所有論』では「まずいラーメン屋」を引き合いに出して、このことを考えている宮昭夫の文章を引いているのだが（立岩［1997：321］2013a：538］）、つまり、まずいラーメンを食べねばならないことはないということである。

そうであれば需要されるものを持っているかどうかを判断するために必要な手段が講じられてよい。例えば言語能力、記憶・思考といった能力を測るといった試験がなされてよい。そして、ある人のその能力と別の人の能力とを他の種々の能力から取り出し、そして区別することができるとする（それと異なり、学校の試験がなぜあるのか、必要なのかというのは実はかなり面倒な問題ではある。われわれは、学校の試験、特に入学試験と就職試験とを同じようなものだと考えてしまうことがあるが、基本的には別のものだと考えてよいはずである。資源が限られている場合には、同じ資源をかけた場合により大きな「伸び」を見込める人を優先するといった理屈は考えられる。ただそれはそれが目標として妥当とされる場合である）。ただそれは、そうして売れるものがない人も含めた人々の生活・生存が成り立たなくてよいということではない。それはそれとして可能にするとしたうえでのことである。

　(2)はこの社会ではいくらか微妙な位置にある。市場経済にはもともとはそんな仕組みはないが、偶然による差異――本当は狭い意味での「障害」以外にも偶然の、少なくとも自分の作為によるといえない差異はいくらもあるはずだが、「障害」は多くの場合、みえやすいということがある――については考慮・補填したほうがこの社会が公平にみえるということがある。また、いくらかの補助・配慮をして能力を発揮してもらったほうがかえって生産的・効率的であるといったこともあり得る（これは、「自分たちを税金を払える人に」という標語で、例えば米国の障害者運動の一部自身が主張してきたことでもある）。そして、みなが自分が自分のことをできる（まかなえる）という状態は、もしそれが実現するのであれば、（各自自給自足ということでないなら）各自の間に自発的な交換しか必要ないということであり、それ以上何も――贈与・分配といったことを――しなくてよいということになる。あまり面倒なことを考えずに（せずに）すむので、税金を徴集したりそれを渡したりする仕事をする側にとっては面倒でない。この条件が満たされるのであれば、（補填はされるのだが）平等を肯定しながら今の社会を肯定することができる。

　しかし、そんな状態は望んでも実現されない。どだい無理なことであることも実際には誰もが知っている。無理なものは無理なので無理だと言うしかない。もちろん、これは努力とか努力の成果を否定しているのではない。た

だそれも含めてはっきりわかる差異はある。さまざまな要因・事情により、そして結局、多くはわけのわからぬまま、人々は異なり、そしてそれが解消されることはない。すると自分ができない人は必ず損をする。できたほうが必ずよいことになってしまう。

　たしかに人が消費するものを生産する必要はある。ただ、それだけをとってみればよいことであっても、そのために必要となる本人の「支払い」が、たいがいの場合にはある。支払いといっても、お金の支払いのことだけではなく手間がかかる。そして身体に負荷がかかる。そのうえにやっかいなのは、あらかじめそれを計算することができない──やってみないとわからない（時にはやってみてもわからない）──ということである。どれだけの苦労をしたらどれだけを得られるかわからない。時にはそれを楽しめることもあるだろうが、いつもそうとは限らない。

　だから働かなくてはならないわけではない。ただ、所得保障だけでやっていく場合の所得の額は労働による収入のある人の所得総額を下回ることにはなる。そして働くことには「甲斐」というものもある。こうしたことを考えるなら特にそれを希望する限りにおいて、働けること、働けるようになることを支援することは支持されてよい。どのようにしてか。簡単に言うと、仕事をする人は恒常的に余っているので、無理して「就労支援」することは実はない。今のままでは誰かが働けるようになれば、誰かが仕事を失うことにしかならない。だから支援するとすれば、今ある仕事を分けることを考えるべきだということになる。もちろん、本人が仕事ができるための支援を求めているなら、それはしてよいだろう。そして、今どきそんなに強く就労を促すといったことはなされないのかもしれない。だからそんなに心配するほどのことはないかもしれない。けれども、仕事（に関わる「支援」）のこと一つとっても、そんなことを考えていかざるを得ない。

　これは考えようだ。もし絶対量が足りず、その人が加わることによっていくらかでも総生産量が増えるのであれば、必要ということになる。もし足りないならその場合には仕方がない。増やすための手立てを考えねばならない。「口減らし」といった過酷なこともせねばならないかもしれない。あるいは不足しているというのでないとしても、生産の総量が増えることがとにかくよいことであると考えるなら、その人にもやってもらうことがよいことにな

る。ただ後者もそのために特にその当人にかかる費用を考えるなら、よいことではない。そして、自分ができることのよい理由として残るのはそれぐらいしかないのだが、現実は前者ではない。いく度も書いてきたことだが、増やそうと努力する必要がなくなって久しい。あるいは、ずっと前からそんなことは不要であった。むしろ、余剰をどう処理するかのほうに人間の社会は手を焼いてきたのだと言ってよいと私は考えている（立岩他［2011］）。ここまでに述べた条件が存在しないのであれば、無理して働く人を増やさなくてもやっていけるし、やっていけるようにすることがよい。まずこのことは言える。

　そして、職業の場合であれそうでないのであれ、「支援」は変わらないということになることは述べた。（あってよい）違いはここにではなく、何をしたいかを指図して暮らすことについては、誰もが必要なだけを得られるとするのに対して、職については誰もがそれを得られるわけではないということだ。

8. 常に当座できることはある

　こうして以上、大雑把にみてきたかぎりでも、いくらかやっかいなことになっている。あってよい状態と現実の状態との間に大きな隔たりがある。現実には「環境」が整っていないことはあるから、現実にせざるを得ないことは、よりまっとうな状態においてする／しないことと異なっている。そして、「支援」にあたる人たちもまた、現実を所与にして動かざるを得ない。それは、不利につくられている条件・状況においては、本人にとっては不利に作用する可能性がある。その仕事をするということは現実（の維持）に加担しているとされることにならないか。だとした場合に、なおすという営みはどんなものであることができるか。存在を肯定する、少なくとも毀損しないそうした営みとはどんなものであるのか。

　できる／できないことに限れば、自分の身体でできる／できないことと暮らせる／暮らせないの関係が変更されたときに、なおす／なおさないことは本人に選ばれてよいものになる。だがこのままでは、なおすことのほうにドライブがかかっているということである。それは本人に不当な負荷を与えることがある。「もとどおり」のところのどこまでいけるか、という営み全般

は否定されない。それはそれで「チャレンジング」なことであり、時に楽しめることであり、結果を得られることもある。ただ、多くの場合にはそんなに楽しいゲームではない。

　そのような「圧」を減らしておいたほうがよいということである。すると、本人は無理する必要がなくなる。無理する必要がなくなると、やらなくなるだろうか。それははっきりとはわからない。そしてわからなくてもよい。（もともとの場合はもともと）別様の仕立ての身体になっているのだが、そのとき、その別仕立ての身体において新たにできることは何であるかわからない。ただ、実際そんなことが起こってしまうことはある。そしてそれは、たまたま自分が見出すものであるかもしれない。知識があったり、いく人もの人たちに関わったりした経験があって、それが役に立つこともあるかもしれない。

　教科書には、たいがい立派な、とまでは言わないまでももっともなことが書いてある。しかし、実際にどうなるかはそれと別だ。それを単に理念と現実の差ということですませるわけにはいかない。必然的な「劣化」が起こる。この社会では先述したように、例えば「障害受容ができないとは」は「あきらめがわるい」ことでしかないことがある。いったんできるようになることを自らが信じ、その方向に仕向けられ、そのうえで技術的な理由から、あるいは時にはコスト的にこのへんであきらめてほしいということがあって、それを受け入れること、それを受け入れなかった場合には「受容できていない」と本人に帰責する言葉になってしまう。そんなことは教科書には書いていない。けれども必ずそのように使われる。これは、教科書を書く人は正しいが、現場の人がまちがってそれを使っているといったことではない。

　もっと大きな（まちがった）常識のようなものもある。例えば、私が以前、作業療法学科・理学療法学科のある学校で働いていたとき、理学療法学科の「生活環境論」という科目の授業——なぜかそれは作業療法学科にはなかった——で、次のように考えるところからもうまちがいが始まっていると話した。つまり、まず「治療」をしてみる。それがうまくいって終わりということもある。しかしそれにはたいがい限界がある。できないところが残る。そこで「リハビリ」をする。それでも残ることがある。ならば（そのことを「受容」して）「福祉制度」を使いましょう。そういう順番になる。

　たしかに時間的にはその順番がよいことはある。何かを身体が（再）獲得

するのにいつでも同じだけのことをすれば、同じだけの効果が得られるということはなく、時間が経てば身体の状態が固定されてしまうことがある。だからこの順序になることがあること、それが有効であることは否定しない。ただ、それはそういう事情がある場合のことであること、そうでない場合にはまた違ってくることはわかっておくことだ。

　とはいえ、たしかに現実はそう簡単には変わらない。ならばどうにもならないか。そんなことはないと思う。この仕事はお客＝クライアントのためであるという建て前はそれとしてあるのだから、それに居座り居直ることはできる。そしてその場に立ったとき、時と場合によってはできるようになる必要はないのだと、また例えばこんな「作業」はしなくてよいのだと言うことはできる。

　すると仕事がなくなるだろうか。そんなことはない。何もしなくてよいのか、何ができるようにならなくてよいかを含め、話を聞くなどを含め、その人にできることは、そんな職種は他にはないからいろいろとあるはずなのだ。そしてその仕事の「アウトプット」はなかなか「計測」しにくいところがある。そのことは時にクライアントに危険に作用するが、それをうまく使えば慎重に、丁寧に、その仕事を行えるということでもある（今はなにかと「エビデンス」を出せと言われる。ただ、実践のかなりの部分は簡単に計測できないし、それを無理に計測しようとすると無理が起こるのも実際のところだ。その「目標」「目的」「アウトカム」がはっきりしない、させないほうがよいといった場合がありうる）。少なくとも無害であるかぎり、損失を与えているわけではないなら、そして過分の利を得ているというわけでもないなら、今のところよくわからない仕事をする人が一人（か、もっと大きなところではもっとたくさん）いてもよいということになる。

　私は「全人的ケア」がいつもよいとは言えないと思う。それはよけいなこともしてしまうことがあるからだ。ただ、「職分」以外のことを誰かがやってくれればよいのだが、実際にはそうはなっていないことが多い。だから「職分」をあまり気にしない人が、いくらかいたほうがよいこともたしかにあるのだ。そのためにも基本的なことを考えて確認しておくということがある。実は多くの人はここまで書いたようなことを感じてはいる。一つひとつは少しも難しいことではない。そこを整理しようということだ。結果、なされる

ことは同じことである場合もある。けれども距離を持つことができることがある。だからいくらかの意味があるように思って、言葉足らずではあったが本章を書いた。

注)
1) 例えば次のように批判される。引用では「外勤」の話が「込み」になっているのだが、もっと単純に「つまらない」「よいことがなかった」といった単純な不平はもっとたくさんある。
　「――Ｆ病院で外勤を制限され始めたのはいつ頃から？」
　箕輪：「平成に入る頃からかな。外勤を制限して、OTを積極的に取り入れるようになったんだ。でも、おれはOTなんか必要ないと思うよ。患者にとって少しもお金にならないし、OTに集まるのは患者だけだ。しかも、作業療法士が先生みたいに指示するし、スタッフにも監視されているし。カラオケとか囲碁とか塗り絵とか子どもの遊びみたいのばかりで、たいしたことやってないしな。おまけに患者は、参加するのも途中で抜け出すのも自由。結局、食っちゃ寝の状態になってしまう患者も多いんだ。おれはOTが導入されたのが、患者の社会復帰が遅れた大きな原因だと思うよ［…］
　「外勤をやることで地域になじむことができるんだな。外の知り合いもたくさんできるし、患者の社会的な視野もそれだけひろがる。院内作業もそうだけど、朝から晩まで体動かして働くことで、ストレス解消にもなるんだ。それに、中小企業の経営者は精神障害者を安い賃金で雇うことができる。外勤は経営者と患者、双方にとってもプラスなんだよ。OTは働けない入院者や老人のためにやればいい」（織田［2012：191-192］）
　「OTが保険点数化したのは、箕輪さんがＦ病院に収容された翌1974年のことである。以来、全国の精神病院が貴重な収入源とすべくこのOTに目をつけ、外勤や院内作業の「労働力」をOTへと組み入れていったのは、むしろ当然のなりゆきだったのだろう。」
　しかし、OT導入による外勤の制限が逆に入院者の生きる道を狭めてしまったと主張するのは箕輪さんだけではない。第二章に登場する入院歴25年の潮田良夫さんが、外勤生活を「社会とつながっているという喜びを与えてくれるもの」として捉え、外勤から離れてからは「心にポッカリ穴が開いた日々が続いている」と嘆くように、多くの長期入院者にとって地域との交流が一番の良薬であることに変わりはない。／外勤はそのための貴重なツールだった。」（織田［2012：193-195］）
　かつて日本精神神経学会は作業療法の保険点数化に反対したことがある。自分たち（医師たち）は医療保険から収入を得ているのに、別の職種の人たちについては反対

するとはずいぶん勝手だと思われて当然ではある。ただ私は、今ふりかえっても、それを全面的に否定できないところがある。

「資格職と専門性」という文章（立岩［1999a］）を書いたことがある。利用者・消費者が直接に選択できるのであれば、本来は資格はいらない。しかし、その「商品」の品質を事前に直接判断できない場合があり、特にそれが深刻な影響を与えうる場合「消費者保護」のため（だけ）に資格は正当化されうる。しかし、資格は、仕事を確保すること、他の人たちをその仕事から排除する方向にも作用することがある（そしていずれに（より強く）作用しているか、見極めが難しい場合もある）

そして、職と学とがセットになっている場合には、学は必然的に職に肯定的なものになる。その必然的な傾向を踏まえる必要がある。本書よりすこし前に出た本（立岩［2013a］）でいくらか書いたことだが、精神科の領域に「生活療法」というものがあって、それが一時期いろいろと批判されたことがある。その頃（そのことは今度の本では取り上げられないが）生活療法ではないものとして「作業療法」を位置づけるという過程もあったはずである。それはきっと「本心」からのものではあっただろう。生活療法は日本の「国産」のものであったのに対して、作業療法はそれ以前からあるもので、さらに戦後新たになされることになった作業療法は、それとも別の系列のものであったのだから、申し開きもきちんとできることではあるのだろう。そして作業療法のほうは国家資格化され、精神（科）看護は看護という名称のものとして存続することになったから、「生活療法」という名称は無用のものになったということもある。ただ実際になされていることがどれだけ変わったか。生活療法と呼ばれたものと今日精神科看護としてなされているものと、そんなに変わっていないと言う人もいる。他方、作業療法は「生活療法」は生活の全体に関わるものとして提唱されたから、その全体と異なることはたしかに言える。かつての生活療法が生活の全体を管理しようとするものであったのに比べて、より「緩い」ものにはなっている。そのことは認めよう。だからといってよいということではない。しかし、その局所的なものとしてある作業療法自体が実際にはどうかということはある。

2）特に精神障害がそのようにみられた。そのことを巡る議論・対応のあり方が種々の——政治との、専門家との間や専門家内のそして本人たちと専門家たちとの、さらに本人たちの間での——厳しい対立を生じさせた。それが精神疾患・精神障害をめぐる「現代史」がなかなか書かれなかったことに関わっていると思う。それで立岩「造反有理」［2013b］を書いた。ただその本でも、この「他害」の問題はほとんどまったく扱えていない。

3）三井絹子の1971年の「婦長への抗議」という府中療育センターのN婦長への手紙から。

「［…］Nさんは「親しくしている人なら、男の人でもトイレをやってもらっても、

いいじゃないか。」と言いましたね。［…］Nさんは男女の区別を乗り越えるのが本当だと言いましたね。だったらなぜ、現在男のトイレと女のトイレを別々にしてあるんですか。」(三井［2006：101］)

　他方、安積遊歩(戸籍名が安積純子)——安積は私たちが三井への聞きとりができるように差配してくれた人でもある(そうした一連の調査が安積、他『生の技法』［1995］［2012］になった)——は次のように記す。

　「動かない手足が現実なのだから、自分のお尻を堂々と他人に預けるというのが、私たちの自立となるのだ。［…］

　プライベートとか個人のテリトリーとかいう考え方は、障害を持った人の現実にはまるで役に立たない考え方であり、ときには害をもたらしさえする」(安積［2010］)

　両者は矛盾しているわけではない。問題はここでも、「気にするな」といった言葉がどういう状況で、何を期待して(何を効果するものとして)発せられるかである。前者では、つまりはごく単純なことで、本人が気にしなければ(気にしないようにさせれば)面倒でない、から気にしないようにと言われている。

4) 指示だけすることが仕事であるという人を考えることはできるし、実際そんな人もいないではない(昔の「古老」というのは少しそういう存在であったかもしれない。知識・経験値があって、自分は動かなくても、それを伝える人として尊重されたといったことはあるだろう。それが技術その他が変化していくにつれ伝承するものが少なくなり、といった変化があったかもしれない)。ただ、それは「決定」と(仕事における)「働き」とが重なったという場合である。そして決定に関わる力や人間関係といったものの大部分は経験によって獲得されるから、そんな力や人間関係を持ってしまってから重い障害を持った人の中には、決めることを商売にできる人もいるにはいる。ただ、たいがいは別の仕事が(仕事も)できることが求められる。それができない人、相対的にできない人はいる。

　普通にはもっと突飛と思われることを言えば、自分の生活のためのことを指示することが「仕事」だという主張もまた可能かと思う。ただ、そういうことを頻繁にする人とそうでもない人と、しない人と、違った収入を得られるのがよいか。まず、それはよくないようには思われる。しかし、自分用の介助のための事業所をやっていて介助者の調整などしている人がいる。実際に収入を得ている。それはありうる。

5) 多田富雄という人のことを書いたことがある(立岩［2010］)。著名な免疫学者であったその人は、脳梗塞で倒れて、その後リハビリテーションを受けた。同時期に、日数制限が画策され実行されその人はそれに強く反対した。日数で打ち切るのはたしかに乱暴でその抗議はもっともなことだった。ただ、他方、他人ごとで僭越ながらそして詳しくはわからないのだが、書いたものを読むかぎり、多田についていえば、そうがんばらなくてもよかったようにも私には思えるところがある。そしてこのときリハビ

リテーション業界の大方はその「制限」に反対しなかった。業界はその仕事を常に増やそうとするといった単純な話にはならない。過剰・過小がどんなときに誰において起こるかをみていく必要がある。さきに挙げた文章の後、しばらくそうした主題について書いていたがまだまとめられてはいない。

6）今、私が少し調べてみているのは、——今までまったくものを読んだりしたことがなかったのだが——「精神」のほうだ。すると例えば次のようなことを言う人がいる。

「中井は、世に棲む患者、働く患者という論文の中で、この点を指摘している。分裂病者に常識的な多数者の道を歩ませようとするのが間違いのもとであって、少数者には少数者なりの道があり、その人に多数者の道を強いるのは酷であるばかりか、不可能であるという。彼らには、働く患者、生産者としての道を歩くより、世に棲む患者、消費者としての生き方を教えるほうがよいというのである。また神田橋も早くから「自閉のすすめ」「拒絶能力の養成」というような反語的な治療法を提唱してきた。他人との付き合いを断わり、自分に篭って心の平安を得たほうが回復が早いという。このような所説は、従来の生活療法の虚を突いた形で問題の所在を明らかにした。と同時に、少数者としての自覚がその人にとって必要であること、これは生活障害の現状認識、障害の受容に通じることを示している。人によっては、パーソンズ、中井の言うような病者の役割を認めることから出発することが必要であり、また他の場合には障害者の役割への微妙な転換が求められている。障害者の役割には、障害を受容しできるだけ自立して社会的役割を果たし、医療からは遠ざかることが望まれている。このような転換は、人により、境遇、状況により、また病状経過の時期——急性後の回復期（再発を含めて）、慢性安定期、不安定期など——により、適応を異にすることも当然である。対象はひと色でなく、対応も変えなければならない。」（臺弘 [1984→1991：148-149]、同じ箇所を立岩 [2013：269] で引いた。この文章で参照されている文献もそこで示した）

この文章がどのように変なのか、ねじれていておかしいのか。試験問題に使えるかもしれない。

〈引用・参考文献〉

1）安積純子、尾中文哉、岡原正幸、他：生の技法—家と施設を出て暮らす障害者の社会学．藤原書店、1990
2）安積純子、尾中文哉、岡原正幸、他：生の技法—家と施設を出て暮らす障害者の社会学 増補改訂版．藤原書店、1995
3）安積純子、尾中文哉、岡原正幸、他：生の技法—家と施設を出て暮らす障害者の社会学 第3版．生活書院（文庫版）、2012

4) 安積遊歩：いのちに贈る超自立論―すべてのからだは百点満点．太郎次郎社エディタス、2010
5) 石川　准、倉本智明（編著）：障害学の主張．明石書店、2002
6) 石川　准、長瀬　修（編著）：障害学への招待―社会、文化、ディスアビリティ．明石書店、1999
7) 野口裕二、大村英昭（編）：臨床社会学の実践．有斐閣、2001
8) 織田淳太郎：なぜ日本は、精神科病院の数が世界一なのか．宝島社新書、2012
9) 進藤雄三、黒田浩一郎（編）：医療社会学を学ぶ人のために．世界思想社、1999a
10) 田島明子：障害受容再考―「障害受容」から「障害との自由」へ．三輪書店、2009
11) 田島明子：日本における作業療法の現代史―対象者の「存在を肯定する」作業療法学の構築に向けて．生活書院、2013
12) 立岩真也：自己決定する自立―なにより、でないが、とても、大切なもの．石川准・長瀬　修（編著）：障害学への招待．明石書店、pp79-107, 1999a
13) 立岩真也：資格職と専門性．1999b 進藤雄三・黒田浩一郎（編）：医療社会学を学ぶ人のために．世界思想社、pp139-156,1999
14) 立岩真也：遠離・遭遇―介助について．2000a（1～4）『現代思想』28-4（2000-3）：155-179、28-5（2000-4）：28-38、28-6（2000-5）：231-243、28-7（2000-6）：252-277→立岩［2000：219-353］
15) 立岩真也：弱くある自由へ―自己決定・介護・生死の技術．2000b 青土社
16) 立岩真也：なおすことについて．2001a 野口裕二・大村英昭（編）：臨床社会学の実践．有斐閣、pp171-196, 2001
17) 立岩真也：できない・と・はたらけない―障害者の労働と雇用の基本問題．2001b『季刊社会保障研究』37-3：208-217（国立社会保障・人口問題研究所）→立岩［2006：171-191］
18) 立岩真也：ないにこしたことはない、か・1．2002b 石川　准、倉本智明（編著）障害学の主張．明石書店、pp47-87, 2002
19) 立岩真也：自由の平等―簡単で別な姿の世界．2004、岩波書店
20) 立岩真也：希望について．青土社、2006
21) 立岩真也：良い死．筑摩書房、2008
22) 立岩真也：留保し引き継ぐ―多田富雄の二〇〇六年から．現代思想　38-9：196-212、2010
23) 立岩真也："On "the Social Model"". Ars Vivendi Journal　1：32-51、2011
24) 立岩真也：好き嫌いはどこまでありなのか・1―境界を社会学する．河出書房新社ＨＰ（a href="http://mag.kawade.co.jp/shakaigaku/000871.html、2011～）
25) 立岩真也：私的所有論．勁草書房、1997

26) 立岩真也：私的所有論 第 2 版．生活書院（文庫版）、2013a
27) 立岩真也：造反有理―精神医療現代史へ．青土社、2013b
28) 立岩真也、堀田義太郎：差異と平等―障害とケア／有償と無償．2012、青土社
29) 立岩真也、村上　潔：家族性分業論前哨．生活書院、2011
30) 三井絹子：抵抗の証 私は人形じゃない．「三井絹子60年のあゆみ」編集委員会ライフステーションワンステップかたつむり、発売：千書房、2006
31) 臺　弘：生活療法の復権．精神医学　26：803-841、1984 → 臺　弘 [1991：135-159]（全文掲載）
32) 臺　弘：分裂病の治療覚書．創造出版、1991

第 3 章

すべての「働きたい」を肯定する地域をつくる
―作業科学に基づく概念枠組みの探求と実践

港　美雪

第 3 章

すべての「働きたい」を肯定する地域をつくる
―作業科学に基づく概念枠組みの探求と実践

港　美雪

1. はじめに

悪条件に置かれる精神障害のある当事者への就労支援

　日本の社会において、精神障害のある人が仕事に就き、満足して働き続けることは簡単なことではない。健康的に生活するために働くことは、精神障害のある人にとってニーズであり、また権利である。就労の問題は、このようなことからもきわめて深刻な社会の課題であるといえる。
　しかしなぜ、解決の方向性がみえてこないのだろうか。日本では、当事者が仕事に就きたいと思ったとき、仕事の選択肢がないばかりか、"援助のある雇用（支援制度）"もいまだ整っていない。つまり、援助のない雇用しか道がなく、支援者は当事者に対して障害のない人と同様の働き方を期待することになる。したがって、働く必要性を感じているすべての人を対象とした就労支援ができないのである。そのことが、「働けるかどうか」「働ける人は誰か」といった発想につながり、結果的に多くの「働きたい」の声を肯定せず、時には「働けないのに働きたいという希望がある」という認識にさえなってしまうのである。また支援の方法論については、可能性を伴う就労目標を

見出すことができず、目標に近づくための個別の効果的介入の焦点が明確にならないために、漠然とした能力の向上が目的となってしまう。そのために、実際に働く場所とは別の場所での能力向上という準備（方法）が、本当に効果があったのかどうかの検討にも至らないと考えられる。さらに、「精神障害のある人が働くことは再発につながる」とする根拠として、不十分な理解[1]が支援者に根強く存在し、働ける人と働けない人を選別する発想[2]をさらに強化している。働くことへ差し迫った必要性のある当事者を前にしながら、支援者は支援をしない選択肢を手にしてしまっているのである。

2. "ワークシェアリング就労支援"

筆者は、悪条件に置かれる就労支援の現状に向き合う中、一日も早く地域で働くことを実現する支援方法として、約10年前より当事者主体の「自分に合う働き方で働く」ことを支援する方法を提案し、就労支援の取り組みをサポートしてきた[3]〜[8]。"ワークシェアリング就労支援"[9]〜[11]と名づけたこの取り組みは、障害軽減に取り組む、準備として位置づける就労支援ではない。仕事を社会で分かち合い、当事者が自分に合った働き方を選択することによって、一日でも早く地域で働くことを実現するために、地域活動支援センター（以下、支援センター）の当事者や関係者と共につくり上げてきた取り組みである。

現在では、地域で働く選択肢として1日2〜4時間、地域に7カ所、事務仕事や清掃などの選択肢から、地域で働く必要性を感じているすべての当事者が、個々に選択することによって働くことを実現している。

(1) 作業的理念

このワークシェアリング就労支援は、地域で働く必要性と権利のある人々が地域で働く機会を必要としているならば、その機会を得るために社会でその資源を分け合う必要があるという理念を掲げている。この理念は、以下のような作業的理念に基づいている。

1）すべての人に意味ある作業をする機会が必要である

作業が健康を促進するという、作業に本来備わっている価値は作業療法と

いう専門職にとって重要な信念である。作業とは、個々それぞれに非常に異なる意味があり、意味深さの程度も異なる。また時間の流れの中で、ある環境において行われる複雑な現象である。

作業は、水や食べ物と同じように人間が生きるために必要なものであると考えられてきた。過去、作業療法のリーダーらが表現したこのような言葉は、長い年月を通じて作業療法の信念となり、作業の価値を伝えるという意味で作業療法の核となっている。意味のある作業の機会は、すべての人にとってニーズと権利が伴うものであり、仕事が個人的に意味のある作業であるならば、その機会はすべての人にあるべきである。

2）作業が社会を創造する

作業には、人や環境によって影響されるという開かれた性質がある。作業の動的で生成的なその性質は、人や環境、そして社会文化的な側面を変える可能性を持っていることを意味している。障害のある人が、地域で人々と共に働くことは、共に働く人々へ、地域へ、その社会文化的側面へと影響力をひろげていく可能性を持っている。障害のある人々が働くこと、作業をすることは社会的環境を創造していく力を持っているのである。

(2) 作業的概念枠組みの探求

1）問われる就労支援の概念枠組み

就労支援において、どのような成果を見据えるのか、その成果を出すためにはどのような視点の相互影響を踏まえて評価と介入の焦点を決めるのか、そういった枠組みがあることによって支援の可能性を共有することが可能になる。就労支援領域の発展に向け、就労支援に関する知識と技術の集積を可能にするための概念枠組みの必要性については議論がなされるようになっているが[12]、その方向性はみえていない。日本作業療法士協会もまたその状況を認識し、就労支援に関するモデルや効果的なプログラムを作業療法士が提示することを目標として掲げている。就労支援において、働くことをどのように捉え、どのような視点に焦点を当て、評価し、介入し、成果を出すのかの概念的焦点の議論は積極的に挑戦していくべき課題となっているといえる。

では、作業療法士として、どのような就労支援の概念枠組みを提案できるのだろうか。世界作業療法士連盟は作業療法を「作業を通して健康を促進すること」に関わる専門職と位置づけ、「人々が日常の活動に参加することができるようにすること」を目標として、「参加するための能力の強化と参加をよりうまくサポートするような環境の整備を人々が行えるようにすること」によって成果を出すと述べている。この定義は、これまでの障害軽減に焦点を当てた作業療法の考え方から、働くことが健康促進につながることを視野に入れ、すべてのクライアントが仕事に関するニーズをかなえることができるよう、作業・能力・環境面から統合的に捉え、実践する必要があるという見方へ転換することを伴う。

　このような発想の転換を前提としたうえで、就労支援の成果の検討を積み重ねていくためにも、概念枠組みの提案と探求、さらにその実践に取り組み、結果を検討していくことが作業療法士の課題の一つになっているといえる。

2) 作業の知識から概念枠組みを探求する—作業科学を実践につなげる

　筆者は、精神障害のある当事者が働く場合の悪条件の一つとして、「働くことが再発につながる」という考え方から、支援者が支援をしないという選択につながりやすいことに注目し、「どのように働くことが健康を促進するのか」の問いに答える概念枠組みの必要性に関心を向けてきた。健康的に働くこととはどのようなことなのかを明らかにすることであり、ストレスがありながらも意味ある作業に取り組み、満足と継続につながる現象について調査した。本支援の概念枠組みは、その作業科学研究[13]～[17]を踏まえた作業の知識から探求したものである。

　図1は「どのように働くことが健康を促進するのか」の概念枠組みを図示したものであり、表1ではその概念を説明した。当事者の働き方の自己選択を肯定する状況において、仕事の選択肢から当事者が自分に合う働き方をデザインする。エネルギーを管理しながら仕事の課題を成し遂げ意味をかなえることができるならば、満足して継続的に働くことにつながり健康を促進することが可能となるのではないかと考える概念枠組みである。

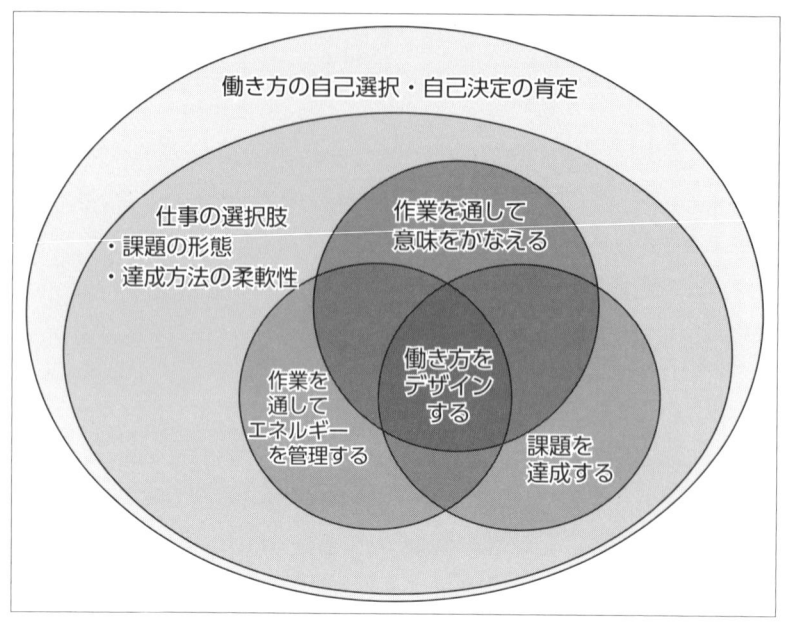

図1　どのように働くことが健康を促進するのか

3. 支援方法

(1) 支援（評価・介入・成果）の焦点

　本支援は、作業の知識に基づく就労支援の概念枠組みを選択しているため（図1、表1）、この選択が、支援における評価、介入、成果の焦点に影響する。つまり、自分に合う働き方をどのようにデザインし、どのようにエネルギーを管理し、どのように意味をかなえ、どのように課題を達成しているのか、さらに仕事の選択肢はどうか、またその状況においてどのように働き方の自己選択・自己決定が肯定されているかといった概念が、評価と介入の焦点となる。支援の成果は、個人的に満足感と継続につながるように働くことである。言い方を変えるならば、この成果を目標と位置づけ、目標指向的に必要な視点を理解、分析し（評価）、取り組む（介入）ことになる。

表1 概念の説明

1. 意味をかなえる
   - 仕事の選択へ作業的健康観※を反映させること
   - 仕事への思いを仕事の選択に反映させること
   - 仕事の選択または仕事をすることを通して意味をかなえること
2. エネルギーを管理する
   - 身体的、精神的エネルギーの使用、節約、安定、充電を管理すること
   - エネルギーの節約につながるように仕事と他の作業の選択をすること
   - エネルギーを安定させるように仕事と他の作業の選択をすること
   - エネルギーを充電することにつながるように仕事と他の作業の選択をすること
   - 仕事と他の作業を通して、エネルギーを節約すること
   - 仕事と他の作業を通して、エネルギーを安定させること
   - 仕事と他の作業を通して、エネルギーを充電すること
3. 課題を達成する
   - 仕事をすることを通して仕事の課題を達成すること
   - 仕事の課題を達成する技能を高めること
   - 仕事の選択に関する技能を高めること
   - 仕事の課題の達成につながるような仕事を選択すること
4. 働き方をデザインする
   - 個人的な意味をかなえ、エネルギーを管理し、課題達成することにつながる働き方を当事者がデザインすること
5. 仕事の選択肢
   - すべての人が、個人的な意味をかなえ、エネルギーを管理し、課題達成することにつながる働き方をデザインすることを可能にする仕事の選択肢
   - 課題の形態としての仕事の選択肢
   - 課題の達成方法の柔軟性としての仕事の選択肢
6. 働き方の自己選択・自己決定の肯定
   - 意味をかなえ、エネルギーを管理し、課題を達成することにつながる働き方の自己選択・自己決定を肯定すること

※ どのような作業的生活が健康的であるのかに関する考え方

(2) 介入戦略

　本支援では、「どのように働くことが健康を促進するのか」に焦点を当てた概念枠組みの選択により、支援センターを利用する当事者らが地域においてエネルギーのバランスをとること、課題を達成すること、意味をかなえることの視点から自分に合う仕事を選択し、働くことが可能となるための介入戦略に取り組んできた。就労支援における効果的な介入戦略は、人、環境、作業のどれも変えずにうまく合うように介入するマッチングの戦略であ

る[18)19)]。

　つまり、それぞれを変化させる介入戦略を立てるのではなく、個々に合う環境と仕事を組み合わせる介入であるため、本支援においては、このマッチングが可能となる状況づくりを目標とした。マッチング戦略に必要な仕事の選択肢、マッチングの必要性や可能性の理解として当事者の自己選択が肯定される状況、当事者が自分に合う仕事を選択するようになることなどの視点から、介入を実施した。具体的には、時間、頻度、場所、仕事と課題内容、習得方法などから仕事の選択肢を増やし、それらの選択肢が当事者にとって見やすいように工夫すること、また当事者の自己選択を肯定する状況をつくりながら、当事者が自分に合う仕事の選択をするようになるために、当事者と支援者に対して「どのように働くことが健康を促進するのか」に関する教育的介入を行った。また、課題を明確にするための環境調整を行った。

4. 期待や批判への対応

　作業療法士の実践は、一方向的に実践し進めるものではなく、常に実践におけるさまざまな出来事と相互に影響、または交流しながら進められるものである。例えば、その出来事の中には、実践または実践者に対して、期待や批判が投げかけられることが含まれる。当事者主体が基本である以上、対応は実践の一部であるといえる。そこで、ここでは本取り組みの途中で起きてきたさまざまな期待や批判に対して、筆者がどのように対応したのかを振り返り、その意図や方法を含めて言葉にしてみたいと思う。

(1) 働いたら再発しますよ

　当事者の日常生活の作業にどのような思いがあるのかを理解するために、筆者は約半年間、作業所で共に時間を過ごし、理解を深める取り組みをしていた。その後、その当事者の気持ちや地域で働く経験がしたいという希望について、カンファレンスで報告したときのことである。支援センターの指導員以外の関係者のほとんどが「再発したらどうするのか」「働けば再発する」として働くのはまだ早いと主張したのである。

　筆者は、「当事者個々に、自分の体力（その後、エネルギーのマネジメン

トと説明するようになったが）に合わせて、自分のできる仕事の形を自分自身で検討しながら働くことが地域でできれば、当事者がさまざまなことを知る経験になる可能性があるのではないかと考えます」「何よりも、働くことによって精神的に元気でいることは、ストレスに対処できる状態を維持する可能性があります」など説明を試みた。まさに本支援の概念枠組みである「どのように働くことが健康を促進するのか」について、主に作業、つまり働くことの肯定的影響の可能性について説明した。すると、「働くって良いことなんですね」「働き方を考えて、できるところからやるという考え方もありですね」など、たちまちその状況を乗り越えたことがあった。

筆者が行ったことが、「働くことが不健康につながる」とする考え方に「働くことが健康につながる」という可能性を加え、さらに人間の作業の現象を「障害」からではなく、「作業」の視点から考えるよう促すことにつながったのだと思う。その場にいる人自身が自らの体験と重ね合わせて、自然に受け入れ、理解することにつながったのかもしれない。

作業の知識を深め、作業の現象を説明するという試みは、当事者が重要とする作業を肯定する状況をつくるために、作業療法士が磨きをかける必要のある知識と技術である。

(2) 病気を治してください

この実践では、当事者の家族とお話する機会を大切にしてきたが、「病気を治してください」と期待を寄せていただく場面も少なくない。そのようなときには、筆者はよく作業的会話にさりげなく取りかかるようにしている。「病気が治るというのはどのような生活をイメージされているのですか」というように、生活や具体的な場面を思い描いていただくように会話を進めている。ある家族は「週3回くらいね、地域に出てね、地域の皆様の中でね、仕事をしてね、そうなったらお弁当を持たせてね……それが理想です」と……。そしてこのような作業的会話を決して忘れず未来につなげるように心がけている。会話や支援における作業的見方を共有することにつなげているつもりである。自然に、その見方から会話や支援が成立する可能性が高い。

そして、時には、作業的な会話から支援につながり、実際に作業的な物語

として実現することがある。この家族の場合であるが、会話をした日から約2年後だっただろうか。当事者が週3回くらい、お弁当を持って仕事に出ている姿に出くわしたのである。思わず、「お母様がつくってくださったのですか」と尋ねたのだが「はい」という一言が返ってきた。そのときはじめに会話をしたこと、そして、その後の取り組みや経過がつながりジーンときた瞬間を今でも思い出す。作業的会話への取り組みは、筆者の支援において、作業に焦点を当て、作業的見方を共有して進めていくための基本的な取り組みである。

(3) わがままを許すのですか

　この取り組みでは、当事者が自分に合う仕事のスケジュールをそれぞれに考えて決めている。しかし、事務仕事に挑戦してみたいから大学へ行く、掃除をしたいから、午前と午後、4時間挑戦したいから、草取りがしたいから、あそこは親切に仕事を教えてもらえるから、あそこなら喜んでもらえるからなどそれぞれに希望を話していると、「わがままを許すのですか」と厳しい批判が届いたのである。できないゆえに気が進まないことや自分にとって行う動機がない仕事であってもがまんして行い乗り越えることや、当事者にとって動機がなくとも第三者がそれぞれの仕事に価値を付与することがあり、当事者個々の仕事の選択は肯定されない状況があった。たしかに仕事をする場面では、がまんすることや気の進まないことにも取り組む必要があるが、それは少なくとも、選択肢から当事者が自己責任で選ぶ行いの後の出来事なのではないかと、筆者は感想を持った。

　その後、筆者と当事者で検討を重ね、自己選択ボード（図2）を作成した。自己選択ボードはこの取り組みが当事者主体であることを示す、支援センターにおける象徴的ツールとなった。また職員や関係者がひろくボードをみることができ、作業的存在としての当事者について理解を深める助けになる。当事者にとっては、同じ日に自分以外のどの当事者が自分と同じ職場に行くのかを見ることができ、自分の助けになるような当事者と行けるようにデザインすることもある。いつ、どこへ、誰と、どのような仕事をデザインするのかは、個々に自分でデザインすることになっているため、当然のことなが

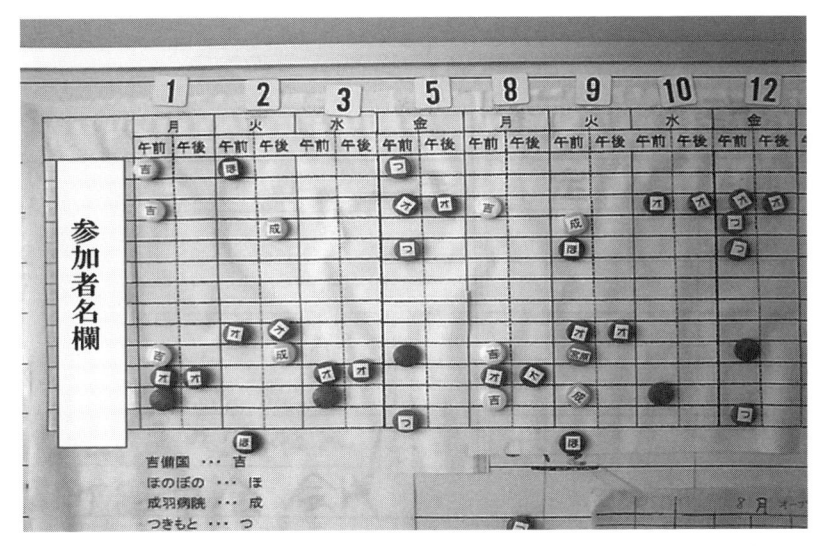

図2　当事者が仕事の選択肢から自分に合う働き方をデザインし磁石を入れるボード

ら当事者は自分でデザインした働き方について、「どのようにデザインしたのか」「なぜなのか」を尋ねられると、自分なりの考えについて話をする。磁石で自己表現できるのだから、わかりやすく、自分で動かしやすく、変更する際にも簡単だ。コミュニケーションが苦手であっても自己表現が比較的容易となる。さらに、他のメンバーがどのように仕事を選んでいるのかもわかり、また出かけて帰ってくるメンバーの顔を見て、自分にもできそうだと思ったという当事者は少なくない。さらに誰が行くのかがわかることは移動手段を考える助けになり、また、誰がどこに仕事へ行っているのかをたやすく把握できる。

　この自己選択ボードの作成によって、関係者の声は徐々に「わがままだ」から「立派に自分のことがわかっている」「自分で決めている」に変化したのである。さらに、当事者が良い仕事をして、元気に働いている姿にふれることによって説得されたのかもしれない。その後、この支援センターの指導員によれば、他から見学や研修に訪れる人々へは、当事者主体の就労支援の象徴としてこのボードを紹介しているという。このような経過を経て、「わがままを許すのですか」という批判から「自分で決めて立派ですね」へ少しずつ、しかし大きく、その見方が変化したのである。

(4) バスに乗ることができない当事者へ就労支援をするのですか

　支援においては、クライアント中心を徹底的に行うよう努力している。クライアント中心とは、クライアントにとっての見方を尊重することでもある。当事者が、バスに乗ることよりも地域で働く場面で仕事の課題を達成するほうが容易にできると感じ考えるなら、そちらを先に行うことになる。例えば職業準備性の視点から考えるなら、その順番には人それぞれ多様性があることになる。ある当事者は、関係者から「2時間座っていることができないのに」と働くことはまだ早いと反対されたが、地域で自分から進んで希望した仕事の場面では、3時間、必要な場所に着席し仕事をすることも可能であるし、「作業所では清掃ができないから」と地域で清掃の仕事をすることを反対された当事者も、地域での清掃では上手な掃除機操作で、皆を驚かせた。「コミュニケーションが困難なのに」と地域での受付の仕事を選択肢とした筆者の判断は批判を受けたが、その後、当事者が主体的に作業所で電話をとることにつながり、新しい仕事場では職員が留守のときに電話番をまかされ、結果的に喜ばれる仕事をするに至るなど、順序は人それぞれなのである。

　そして、上述のバスに乗ることができず仕事へ行くことを反対されていた当事者は、約2年が経過した頃、「バスに乗ってみようと思って。仕事をするなら、バスに一人で乗れないと困るかなと思って……」というように気づく時期もタイミングも人それぞれであり、その段階になれば、すぐに次に進むのだということを本支援では見事に当事者がみせてくれた。その当事者は、バスにも乗り、スーパーマーケットにもその後、一人で出かけるようになった。家族は送り迎えをする必要がなくなり、家族の日課や日々の作業も変化している。またある当事者は、「作業所に通うことができないのに」と、仕事に出かけることに疑問を持たれる場面もあった。今では、仕事の選択肢の一つの働く場所である大学で、目標を持って事務的な仕事に取り組み、最近では作業所で過ごす時間も増えたと聞いている。

　当事者の苦手なことを見つけることに関心を向ける支援者の習慣は、時には働く準備ができていないと捉えられることにつながり、「働きたい」を肯定できない状況になることが起きてくる。現在では、働く当事者の姿を目の当たりにしてる支援者は、実際に順序に多様性があることを理解するに至り、

当事者の選択、また当事者が自分自身のことについて語る言葉は、もっとも真実に近いこととして尊重されるようになっている。「一日も早く地域で働きたい」という、当事者の言葉を大事にして支援を進めてきた成果である。

(5) 本人に決めさせないでください

　ある日、社会福祉協議会から電話があった。当事者の仕事ぶりを褒められ、清掃場所をひろげてほしいという相談がきた。掃除を高齢者が在室時に行うことを事業所から依頼されたのである。それを筆者は、当事者らといつものように相談しようとした。すると関係者から話し合いをとめられることがあった。「そのような検討や判断は当事者には難しいので、当事者に考えたり決めさせたりしないで決めてしまってください」というのだ。このときには言語で説明するのではなく、実際に当事者の考えや判断の道筋に立ち会ってもらおうと、この関係者の方にも話し合いに参加していただくことにした。「ぜひここに座って、話し合いに参加してみていただけないでしょうか」とお願いし、参加していただけることになった。

　いつものように、当事者らへ情報を伝え説明した。当事者からは「高齢者の方のお部屋をお願いされるなんて、信用されるようになったな」とジーンとくる発言もあったが、当事者はそれぞれに「自分はまだ高齢者の方へ気をつけながら、話もしながら、掃除をする自信がないです。もう少し先でお願いします」など発言があった。話し合いの場に参加していた関係者は、話し合いが終わると「成長しているんですね」と、一言感想を述べた。それ以降、この関係者の方から当事者が自身に関連のあることを考えること、話し合うこと、選択すること、決めることへの支援について意見が出されるようになった。

(6) 作業所外で働いてはいけません―どうにかしてください

　ある日、この支援も順調になった頃、突然の事態に襲われた。ある一人の行政関係者からの突然の指摘があり支援センターはパニックになっていた。「この支援をやってはいけないって言うんです」「作業所の中でしか仕事をし

てはいけないと言われた」と切羽詰まった様子で当事者や関係者が言い合い、筆者に説得してくれと言うのである。

　筆者は、まずなぜそのようなことを言い出したのかを探ることにした。すると、就労支援事業ではなく地域活動支援センターの事業として、生産活動の取り組みの枠を超えているから中止してもらうと主張するのである。これほどまでの発言をするからには、それなりの根拠があるのかと推測し厚生労働省や知人、専門家などに連絡してみた。しかし、まったく発言を裏づける情報が入ってこない。それどころか地域活動支援センターとして、地域で働くことへの支援を充実しているということで、肯定的な評価、つまり褒められる状況だというのである。しかし、この情報を伝えてもその行政関係者は納得しなかった。その後、おさまる方法を検討した。簡単な提案であったが、その提案によって当事者の前向きな気持ちに影響がないか心配であったため、施設長や当事者へ直接相談してみた。その行政関係者の一人が、生産活動の支援を地域活動支援センターの役割と考えている様子をみて、「施設外の生産活動」という名前が浮かんだのだ。「地域で働く」という言葉の代わりに、「作業所外の生産活動」という言葉を書類上は使っていくという方法をこの場を乗り切る方法として提案した。「こんなことって、おかしいと思います」という声も挙がったが、地域で働くことを便宜上、違う言葉で表現するだけだからと皆が賛成した。その後、この作戦は成功し、「作業所外で働いてはいけません」と指摘されることはなくなった。

　作業療法士は作業の意味を大切にする。名前がたとえ変わっても目指す思いはみな共有している。「やめさせられる」という危機感から一時期作業所は悲壮感で一杯になったが、一工夫で乗り切れた自信は、今もなお持ち続けている。

(7) 働けない人への支援はやめてください

　普通の生活がしたい、そして親に迷惑をかけたくない、そういった思いから、仕事を見つけようとすることは特別なことではない。しかし、精神障害のある人がこのような思いから仕事を見つけたいと思ったとき、可能性の低い目標を持ち、現実検討能力が低い状況にあると指摘を受けることが少なく

ない。同様に、本支援を通して「働けない人への支援はやめてください」と本来支援者であるはずの行政関係者が、直接筆者を訪ねてきたことさえあった。当初、現場の状況は医学中心の考え方が主流であり、働くことが健康に対して否定的に作用すると考えられていた。働かないか、働くかの選択肢しかなく、働く場合は8時間を目指す一般雇用としての選択肢であり、精神障害のある人への合理的配慮もなく、支援のない状況で働く必要があった。そのため、一部の当事者が働くことを希望しても支援が必要であると考えることはなく、できる限り働くことを希望しないように対応しているようだった。

　筆者が受けた批判は、批判した者に職業準備性の存在を重視する思考があり、医学的な視点から支援を行い、障害の軽減を支援の目的とする「障害の軽減という支援」が招いた結果である。このような考え方は一つの考えであることはまちがいないが、結果的に、当事者に思いのある作業をあきらめさせることになる。それによって、働く機会のない中で働けるようにするというのであるから、働ける準備が可能になるとは筆者には思えない。同様に、本支援を行った地域活動支援センターの支援者らは「保健師や医師といった、保健領域で働く専門職といわれる人たちが、病気の視点からしか当事者をみず、個人のこともまったくわかっていない」「働くのはまだ早いという言葉しか聞いたことがない」「いつまで待てばよいのか」「ここは社会復帰施設ではないのか」といった疑問の声があったことを思い出す。

　筆者が作業療法士として働き始めた頃にも、作業療法実践の計画について他職種のスタッフの理解を得るために、作業療法の説明に苦戦していた時期があった。閉鎖病棟に入院中の対象者が「早く退院したい」と希望を語り、また入退院を繰り返す対象者は「家族とうまくやりたい」と訴え、そして外来作業療法で担当した対象者は「また人並みの暮らしがしたい」と希望を語った。これらの希望については、他職種のスタッフに疑問なく理解を得られた。しかし「働くことができたら退院できるから、働くために必要なことをできるようにしていきたい」「家族とうまく暮らすために、何か自分にできる役割をみつけたい」「何か少しでも仕事ができれば、人並みに暮らしていると実感できると思う」など作業の希望に話題が移るとたちまち反対の声が上がり、理解を得ることには困難が多かった。時には「働けないのに、働きたいというのは、現実検討能力が低いのではないか」「役割など持てるわけがない」

「働けるわけがない」、さらに「働いてみたら働けないとわかるのではないか」「働くことをあきらめるよう作業療法をしてほしい」など、本人にとって優先順位の高い作業に焦点を当てる作業療法の方向性は、理解を得られないことが多かった。

実際にこの地域では、このような論争が長く続いていたが、当事者が地域で働いている姿にふれることが増えた関係者は批判をするようなことはなくなった。そればかりか、行政関係の2カ所の施設から、新たに「みんな頑張って働いていることを聞いた」「こちらでも働いてみませんか」と声がかかるようになったのである。つまり、当事者の働く姿が人々の心を動かしたのである。働けない人なのではなく、働けない人なのだと自分が思わされていたことに、当事者の働く姿をみて気づいたに違いない。

(8) やめておきなさいと言われました

ある日、当事者が筆者に勢いよく近づいてきた。「午前中の仕事で疲れたと言ったら午後はやめておきなさいと言われました。僕は腕試しがしたいんです。だから今日は行きたいんです」と言うのである。筆者は立派だなと思いながら、その指摘をした人と近くにいた関係者に「支援の方法について少しだけ説明させていただいてもよいですか」と声をかけた。

そして、この支援の概念の一つである、エネルギーの管理について支援において活用している書類（表2）をみせながら語りかけた。「おっしゃるように、疲れることに配慮することは大切だと思いまして、心身のエネルギーという名前で、当事者自身で気にかけ考えていただくように日頃から当事者とは意見交換をしています」と伝え、エネルギー管理にはエネルギーを使うこと、安定させること、節約すること、回復させることなどがあると考えていること、そしてそれらの全体に気をつけながら、本人が挑戦しエネルギーがなくなることのないように気をつけることが大切だと考えていることを説明した。つまり、今回は、本人が腕試しを希望しているので、そこで使ったエネルギーがまた回復されているかどうかを気にかけるという考え方もあると思うことを伝えた。将来的には、やはり自身でこのエネルギーを管理することができるようになることが目標の一つになるかもしれないので、今から

表2　作業を通して健康維持につなげるための設問

□自分で選択して働いている仕事に満足していますか。
□仕事に対するあなたの思いや目的をかなえるために、仕事内容や環境条件、働き方を選択、デザインしていますか。
　　例：社会とつながる、学ぶ、楽しむ、責任を持つ、新しいことを体験する、必要なことを習得する、日課を持つ、体調管理に気を配る、報酬を得るなど
□仕事の内容や働き方について、そして仕事を「する」「しない」「どのように」について、ご自分で検討、デザインをしていますか。また、そのための十分な選択肢がありますか。
□仕事をして疲れすぎないように、どのような工夫をしていますか。
　　例：仕事を教えてもらう、ある程度自分にできることをする、自分に合った仕事内容や働き方を選択しなおす、仕事をやり遂げる、納得して働くなど
□仕事をしてエネルギーを使った分、または疲れた分、どのようにその疲れをとりますか、充電しますか。
　　例：ゆっくり寝る、みんなと楽しむ、好きなことをする、人と話す、体を動かす、おふろに入る、作業所に行くなど
□仕事に定期的に参加していますか。または定期的に参加する予定がありますか。

体験することは大切だと考えていますと疲れることやエネルギーを使うことが危険なのではなく、疲れが続き、エネルギーが回復されないことがよくないと考えていることについて、その情報を提供する試みをした。

　筆者は自立という言葉は使わなかったが、関係者の多くは「これも自立に向けて大切な経験だ」と解釈を深めたようだった。当事者の自己選択の機会は大事であるとの理解は、少しずつ広がっていった。

5. すべての「働きたい」を肯定する地域をつくる

　すべての「働きたい」を肯定すること、そのことが本支援開始時には本当に難しかった。しかし、働く選択肢をつくり、当事者が自分で働き方を決めて働き、その状況において当事者は本当に働けることを証明したのである。自分に合う働き方で納得して前向きに働く当事者の姿が、応援する人・支える人を増やしてきた。そして当事者の就労ニーズの充足と支援における課題の解決に関心を向けながら、すべての「働きたい」を肯定する地域を当事者と応援する人々がつくってきたのである。

　また、本支援によって、地域活動支援センターが仕事の選択肢として開拓した吉備国際大学では、一部の教員や作業療法学科による支援という枠からひろがり、大学の地域貢献の事業として本支援が位置づけられることになっ

た。また、選択肢としての働く機会を継続するだけでなく、「吉備国際大学ワークシェアリング就労支援プロジェクト」として、地域住民が主体的に就労ニーズの充足と課題の解決に関する発展的歩みを進めていくことにつながるような取り組みの検討を進めている。

　作業に焦点化した学問として作業科学が誕生して以降、作業療法士はクライアントの必要性の高い生活作業の理解と実現に関心を向けるようになった。どのように作業に取り組みながら生活を送るのかということが、その人のよりよい人生への動きに影響力があることへの理解が深まってきたのである。筆者もまた、当事者にとって必要性が高く意味のある、一般の人々と共に働くという状況の重要性を理解し、当事者が働くことを通して、地域へ影響を与えることができるように支援してきた。それが、本稿で紹介した、当事者が意味をかなえ、エネルギーを管理し、課題を達成することを可能にする働き方を選択できるように支援する取り組みである。

　作業の影響力を示す作業科学に基づき、作業療法士がクライアントにとってよりよい作業的生活が継続することへ影響力を強めていく現象を描きながら、クライアントと共に、その理想的な未来を切り開いていくことは、作業療法士にとって大きな喜びであり、また果たすべき使命ではないだろうか。

〈引用文献〉

1) Becker DR, Drake RE（著）,大島　巌,松為信雄,伊藤順一郎（監訳）：精神障害をもつ人たちのワーキングライフ―IPS：チームアプローチに基づく援助付き雇用ガイド. 金剛出版、2004
2) 関　宏之：日本における障害者の雇用施策とICFについて. 作業療法ジャーナル　42：475-481, 2008
3) 港　美雪：働く機会を地域の中で作る取り組み―当事者の意味ある作業への支援. 作業療法　26：595-600, 2007
4) 港　美雪：私と作業科学―作業科学を学ぶことで広がる作業療法の可能性. 作業科学研究　1：23-25, 2007
5) 港　美雪：どのように働くことが健康を促進するのか―作業に関する社会的課題解決に向けた提案と実践. 作業科学研究　4：2-9, 2010
6) 港　美雪：作業科学を基本とした作業療法. 作業療法ジャーナル　44：990-991, 2010

7) 港　美雪：健康促進に向けた作業の活用．長﨑重信（監），浅沼辰志（編）：作業療法学　ゴールド・マスター・テキスト2　作業学．メジカルビュー社、2010
8) 株式会社吉備ケーブルテレビ：地域にひびけこだまの集い作業所（DVD）．2007
9) 港　美雪：大学におけるワークシェアリング就労支援—「働きたい」を応援するための作業療法士としての提案と実践．働くことの意義と支援．作業療法ジャーナル　43（増刊号）：646-648, 2009
10) 港　美雪、難波悦子、三村日出子、他：大学におけるワークシェアリング就労支援の取り組み—精神障害をもつ人が当たり前に働く機会のある地域づくりを目指して．病院・地域精神医学　51：54-55, 2008
11) 港　美雪、籔脇健司、岩田美幸、他：吉備国際大学ワークシェアリングプロジェクトの取り組み—就労支援による地域再生の核となる大学づくり．吉備国際大学保健福祉研究所研究紀要　14：27-32, 2013
12) 松為信雄、朝日雅也、八重田淳，他：あらためて職業リハビリテーションの概念を問う．職業リハビリテーション　22：30-47, 2008
13) Minato M, Zemke R：Time use of persons with schizophrenia living in the community. *Occupational Therapy International*　11：177-191, 2004
14) Minato M, Zemke R：Occupational choices of persons with schizophrenia living in the community. *Journal of Occupational Science*　11：31-39, 2004
15) Minato M：Healthy active participation for people with schizophrenia living in the community/. 日本精医会誌　13：241, 2004
16) Townsend E：Occupation：Potential for personal and social transformation. *Journal of Occupational Science*　4：18-26, 1997
17) Giles GM：Stress management. (In) Crepeau EB, Cohn ES, Schell BB (eds)：Willard & Spackman's Occupational Therapy 10th ed. Lippincott Williams & Wilkins, Baltimore, pp637-650, 2002
18) 港　美雪：働くことを健康的で幸せな人生につなげるための作業分析とその視点．働くことの意義と支援．作業療法ジャーナル　43（増刊号）：765-770, 2009
19) Brown CE：Ecological Models in Occupational Therapy. Boyt Schell BA, Gillen G, Scaffa M, et al (eds)：Willard & Spackman's Occupational Therapy 12th ed. Lippincott Williams & Wilkins, Baltimore, pp 494-504, 2014

第 4 章

存在を肯定する作業

田中 順子

第 4 章

存在を肯定する作業

田中 順子

1. はじめに

「作業」は生きものである―。
「作業」を生かすも殺すも、「人」を生かすも殺すも、作業療法士の手にかかっている。

　この章は二部構成から成っている。前半は、障害による作業の喪失体験をして存在価値の地盤が揺れ動いていた当事者の筆者が、「障害」と「作業」への認知を変化させたことで、自己の存在価値を再獲得していった体験記である。後半は、作業療法士の立場から、その体験記を材料に存在を肯定するための作業について論考したものである。
　筆者は関節リウマチ（以下、リウマチ）の発病によって、ピアノ演奏という、筆者にとって非常に重要な意味を持つ作業が思うようにできなくなるという体験をした。音楽が筆者の生活を占めていた割合が大きかっただけに、この喪失は大きな出来事として体験され、自己の存在価値を一時は見失うこととなった。しかし現在、ピアノは病前のようには弾けないにもかかわらず、自分のことを「これでよい（good enough）」と思えるようになっている。存在価値の取り戻しに成功したのである。その転機となった一つが、ピアノ

演奏の形態を変更して取り入れたことにあった。

　ここでは、ピアノ演奏という作業と筆者の関係性の変化、また障害と筆者の関係性の変化が重要な意味を持っている。その変化を礎にその他との関係性も呼応するように変化していったからである。その変化をもたらしたもの、それこそが、存在を肯定する鍵となるものではないかと思っている。そこで、まずは発病からピアノ演奏という作業の喪失、存在価値の揺らぎ、新たな自己の模索、転機、そして存在価値の再獲得までの一連の道程を振り返り、続いてその体験をもとに、存在を肯定するための作業のありようとはどういうものなのかについて考察することとする。なお、病いの体験の詳細については、小著『患者と治療者の間で──"意味のある作業"の喪失を体験して』（三輪書店、2013年）をご覧いただきたい。

2. 病いの体験と存在価値の揺らぎ

(1) 膠原病の発病

　筆者は幼い頃からピアノを習い始め、大学の音楽科を卒業した後は学校で音楽講師として働くかたわら、毎年ピアノや声楽でステージにも立ち音楽一色の生活をしていた。その後、音楽療法に興味を持ったことからリハビリテーションの専門学校に入り直し作業療法士に転身した。就職先の精神科病院では念願だった音楽活動を実践し、そのかたわら定期的に院内コンサートも開催してはピアノ演奏を披露していた。筆者にとって、音楽は生活から切り離すことができないほど重要な位置を占めていたのである。

　病いの最初の徴候が出現したのは、人間関係のこじれから生じた対人ストレスが始まった数ヵ月後のことであった。その頃の筆者は、対人ストレスの相手から言われた批判的言葉をそのまま自分の中に取り込んでしまい、自己否定感と自己嫌悪感に覆われて毎日のように泣いて過ごしていた。虚脱感と無気力に襲われ、一日中起き上がれない日もあった。うつ状態に陥ったのである。

　そんな矢先、右肩関節に強い痛みが出現した。受診の結果、自己免疫疾患である膠原病を発病したことがわかった。当初はシェーグレン症候群の腺外

症状として多発関節炎が出現し、数年後にはリウマチを併発した。日常生活に支障をきたすほどの激しい疼痛を伴う炎症期を何年にもわたって繰り返した後、現在は仕事やADLには支障がない程度に病状は落ちついている。しかし、非可逆性の関節変化と疼痛の残存からピアノ演奏を諦めざるを得なくなってしまった。

　この現実を前にして、自分が自分である証明のようなものを見失ってしまい、それは存在そのものを根底から揺るがすかのような大きな喪失として体験された。こうして、筆者は障害を抱える作業療法士となったのである。

(2) うつの体験

　病いの経過について、もう少し詳しく述べることとする。
　身体症状は精神状態に完全に依存していた。悲愴感と絶望感の増加に比例して関節痛や全身疲労感が増悪した。さらには胃腸症状や感冒症状、突然襲ってくる不安など次々と多彩な症状が出現するようになっていた。職場での対人ストレスは相変わらず続き、疼痛とそのストレスから生きる気力をすっかり奪われてしまった。朝が来ても起きる気になれず、夜は夜で深夜になっても眠る気になれなかった。仕方なく眠剤を飲んで無理やり眠る、そんな毎日の繰り返しであった。このときのうつは非常に深刻で、発作的に職場の高い渡り廊下から飛び降りるのではないかという、自己の衝動性への恐怖におびえることが何度かあった。

　今まで何度となく慰められてきた音楽でさえも、うつの絶頂期には何の役にも立たなかった。大好きだった曲さえ聴く気にはまったくなれなかった。聴きたい曲も浮かばない。たとえ浮かんだとしても、そのCDを棚から探したりオーディオ機器にセットしたりするそれだけの行為をする気力が出なかった。関節痛は痛みが軽減する日もあったが、翌日にはまた少しの負荷で疼痛が舞い戻ってきた。それでも、主治医が言ってくれた「治癒の可能性はある」という言葉にしがみついた。不思議なことにこれほど関節痛が継続していても、リウマチの診断がくだる前のこの頃は、ピアノが弾けなくなったらという悲愴感はまだなかった。疼痛さえ治まれば弾けるようになるだろうと楽観的に考えていたのである。

(3) 生きがいの喪失

　発病から6年後にリウマチが確定した。その後ますます症状は悪化し、疼痛のために眠剤なしには眠ることもできず安静装具とシップなしには仕事もできなかった。発病時以来の激烈な炎症期に襲われたのである。こうなればステロイドを倍に増量し、数日間休養をとって全身を休ませるしか方法はなかった。ようやくピアノが再開できるようになったのは半年以上経てからであった。そのとき弾いたのは、甘く切ないメロディーが好きで病前から特別な思い入れを持ってよく弾いていた曲、ショパンの『夜想曲嬰ハ短調』（遺作）であった。哀愁を帯びたその旋律は、そのときの筆者の心境に親和性が高かったのであろう。技術的には、ショパン特有の速いパッセージも問題なく弾くことができた。

　さらに月日が流れ、久しぶりにピアノに向かったある日のことであった。短期間でまったく弾けなくなっていた。強い打鍵も速い打鍵も長い練習にも耐えられなくなっていた。愕然とした。思うように動かない指で、ベートーヴェンの『月光』の静寂な旋律を奏でているうちに、もはや二度と昔のようには弾けないという現実が重くのしかかり、堰を切ったように涙が止めどもなくあふれてきた。自分を支えていたものを失い、自分の存在が空虚で消えてなくなりそうに感じた。すべてのエネルギーが減衰し、食事もつくれず入浴もできず、感情というものをどこかに置き忘れたようであった。すべてが無機質で、世の中の風景から色彩が一切なくなったように感じた。ところが、驚いたことにこのような絶望感の中にいても、ピアニストの指を専門に診ている医師が関東にいたことを思い出し、早い時期に受診しようと決心したりもするのであった。結局、わかったことは、筆者はまだこの指を諦めきれないでいるということであった。

(4) 転機の訪れ

　そのようなときであった。患者人生として最大の転機となる出来事に遭遇する。当時、通っていた大学院の指導教員から、フリー・インプロヴィゼーション（自由即興）の鬼才ギタリスト、デレク・ベイリー（1930～2005年）

のCD"Carpal Tunnel（手根管）"[1]を紹介してもらったのである。ベイリーのことはまったく知らなかった。即興というジャンルへの関心もなかった。まったく気乗りはしなかったが、研究の資料だからという理由だけで（研究テーマは「作業療法と芸術表現」であった）、とりあえず聴いてみることにした。そのCDはベイリーが運動ニューロン疾患を発症してから、3、5、7、9、12ヵ月後の演奏を収録したもので、不自由な手で演奏した最初で最後となったCDであった（CDのタイトルは当初の診断名からきている）。冒頭では妻や制作スタッフへの感謝の言葉とともに、医師から手術を勧められたが拒否した理由があっさり語られていた。『さぁ、いよいよ次から演奏だ。』初めて耳にする音楽への期待感が急に高まってきた。耳をスピーカーに集中する。おもむろに第1曲が始まった。

　このときの衝撃は一生忘れられないだろう。『えっ、なんなんだこれは!?』『こんなんでいいの!?』これが最初に浮かんだ言葉だった。肩透かしをくらったようなとまどい。驚愕の調べだった。『これで音楽と言えるのか？』その世界では神様とも呼ばれていたギターの大家が発した音、それはただ無造作に思いつくまま弦をかき鳴らしたとしか思えない断片的な音があるのみであった。1音、そしてまた1～2音と、音を奏でるたびに大きく長いため息でもついているかのような余韻と間合いが空く。おおよそギターのテクニックとは縁のないように思える演奏だった。1曲目も2曲目も3曲目も違いがわからないまま、結局最後までその演奏スタイルで貫かれていた。

　「音楽」の概念がガタガタと音を立ててくずれ去った。調性、旋律、拍子などの音楽の基本要素がどこにもなかったからである。後に知るところによると、ベイリーが目指したフリー・インプロヴィゼーションは、形式、調性、メロディー、コード進行、リズム、4ビートなどの既成音楽にみられる決まりごと、すなわち音楽のイディオム（常套句）を音楽からはぎ取ることであったという。しかも、筆者を驚愕させたのは、CDの冒頭で、「3人の医者から手術を勧められたが、筆者は指が動かなくなることのほうに興味がある。…ギターを弾くには少しぎこちないが、ピックを使わず指で弾くほうがおもしろいだろう」と語り、手術を拒否して障害のある手で演奏することをあえて選択したことだった。そこには演奏者としての苦悩も迷いも一切感じられないどころか、誰も踏み込んだことのない芸術表現をしたいという、究極のアー

ティスト魂を感じ取った。当惑した。どうしたらこのような選択ができるのか。
　そのCDを聴き終えるや否や、筆者はベイリーに倣ってさっそくこぶしや一本指で、インスピレーションに導かれるままにピアノの鍵盤を叩いてみた。『おもしろい！』しばらく新しい音の発見に興じた。しかし、ここで問題も生じた。しばらく弾くとその単調さにすぐに飽きてしまったのだ。実はベイリーのCDでさえも、その退屈さからじっくり最後まで聴くことができなかった。『これでは演奏する私も聴く人も満足できないだろう』。これは課題として残った。とは言え、このときの発見は衝撃的で、その後の演奏スタイルの意識変革の強烈な動機づけとなったことにはまちがいなかった。
　研究を通して障害を負った芸術家事例を多くみてきたが、それらの人々の芸術表現への姿勢が筆者の存在肯定に示唆を与えてくれることはなかった。しかし、ベイリーだけが唯一、「即興という世界がおまえにはまだ残されているではないか」と耳元でささやきかけてきてくれたように感じた。暗い森の道なき道を歩いていたときに突然目の前の視界が開け、緑豊かな広大な草原があらわれたような感じだった。そして、草原には希望の光が降り注がれていた。
　ベイリーは障害後も芸術家としての輝きを一切失うことなく、亡くなるまでフリー・インプロヴィゼーションの世界へ影響力を与え続けた。筆者自身が障害による自己存在の危機に揺れ動いていたときに、このような生きざまをみせつけられたことは大きな衝撃であった。筆者は自分の障害にばかり目を向けていたが、ベイリーは障害ではなく常に音楽から目を離さなかったのだ。ベイリーは、「リウマチのおまえにしかできない音楽、リウマチのおまえだからこそできる音楽があるではないか」と語りかけてくれた。それはとりも直さず、リウマチという障害の肯定、障害を抱えた自分の肯定、障害のある指で演奏された音楽の肯定へとつながっていくものであった。今のままの指で弾ける曲を弾けばよいのだという、何か許されたような感覚。頑張らなくてもいい、克服しなくてもいいという、条件なしに丸ごと存在を受け入れてもらえたような感覚。障害を抱えた筆者と音楽との和解はこうして始まっていった。
　その後、ベイリー以外にも障害を肯定的に捉えて芸術表現に活用している人たちがいることを知った。その中の一人にアメリカの現代作曲家、ロバート・アシュリー（1930～2014年）がいる。アシュリーは自らのトゥレット障害の不随意性の音声チック（tourettic voice）をそのまま音楽に取り入れた、

"Automatic Writing"[2]という音楽作品を発表している。その作品は、フランス語で語る女性の声の間にアシュリーのかすかでまばらな音声チックが時々あらわれ、二人の間を取り持つようにしてシンセサイザーが断続的に鳴り響いているものである。自らもトゥレット障害者でありギタリストかつ研究者でもあるSteingo[3]は、アシュリーのこうした仕事の重要性を、音声チックを抑圧する代わりに彼自身の声として肯定している点にあると指摘している。

どうやら、障害をそのまま肯定するということに意味がありそうである。

(5) 即興演奏への挑戦

こうして即興に希望の光を見出した筆者であった。幸いなことに即興はごく身近なところにあった。というのも、大学院の指導教員であるW先生は即興を専門とするミュージシャンであり即興を用いる臨床音楽家でもあったのだ。しかし筆者自身は、ベイリーの音楽と出会うまで即興にはまるで関心がなかった。いや、筆者の中でそれは長い間封印されたままだったと言ったほうが正しいかもしれない。

ベイリーの音楽と出会って、一縷の望みをベイリーと同じ即興演奏に見出すことができたが、それでもすぐに行動に移すことはできなかった。何が抵抗として働いたのか。一つには即興音楽の治療的効果への懐疑があった。長期にわたる心理的変化や回復につながる根拠が見出せなかった。成功例の報告があるにもかかわらず、それらは偶然の結果にすぎないような不信感をぬぐい切れなかった。また、障害された手でピアノを奏でても、果たして満足できる演奏が可能なのだろうかという疑問もあった。W先生に筆者の音楽的センスがどう評価されるかということも気になった。要するに率直に言えば、即興という未知の世界に足を踏み込む勇気がなかったのである。

この封印を解くまでに、ベイリーのCDを初めて聴いてから実に3年という時間の経過が必要であった。やっと実行する気になったのは、一つには発病からの10年間という時間の流れを経て、自分の障害に向き合うレディネスが整ったことが挙げられよう。もう一つには、障害を抱えたこの私が、今までの音楽人生を否定せずに存在意義を獲得するには、もうこれ以外に残された道はないという切羽詰まった状況に置かれていたことが挙げられる。

1) セッション開始

いよいよその時がきた。音楽療法で即興を用いる際は、通常クライアントと音楽療法士の共同作業で行う。そこでW先生と二人で計3回のセッションを行った。このときの筆者の指の状態は、関節の顕著な変形はほとんどなかったものの、関節破壊による強直を要因とする関節可動域制限が認められた。特にピアノ演奏に関与する部位では、自動運動で左の中手指節関節の伸展が示指－20°、中指0°、環指－5°で、打鍵に必要な指を挙げる動作が制限された。また両手関節は掌背屈、橈尺屈のすべてに制限が認められた。疼痛はピアノを弾くなどの負荷が加わると必ず出現あるいは増強した。

また、長期間弾かなかったことによるピアノ演奏に必要な特殊な巧緻性や微細な協調性の低下が顕著であった。これは「つぶのそろった音（音質・音量・速さなどの均一性）」という、質の高い演奏の基本中の基本という技術面に大きな影響を与えていた。さらに、手指や手関節の疼痛により、強い打鍵も速い打鍵も同時に複数の打鍵をする和音も、そして持続的演奏にも耐えられなくなっていた。

以下はセッション後の記録である。

2) セッション1回目

筆者の振り返り

場所は大学院の音楽棟のグランドピアノが置いてある一室であった。ピアノの前に二人並んで座った。筆者は鍵盤に向かって右の高音側、W先生は低音側だ。場所は交代してもよい。即興という性格上打ち合わせも事前練習もまったくない。普通、どちらかが弾き始めることで演奏が開始される。少し緊張はあったが、腹をくくって臨んだせいか思っていたより冷静だった。

さあ、いよいよ音出しだ。まず「好きなメロディーを弾いてみよう」と言われた。いきなり即興で何か弾かされると思っていたので、知っている曲でいいとわかり少しほっとした。大好きな曲、カッチーニの『アヴェ・マリア』を選んだ。物静かでゆっくりとした短調の曲である。指への負担も少ない。音感の悪い筆者がメロディーを指で探りながら弾き始めると、W先生はすぐに美しく分散和音を入れてくれた。

途中、メロディーをピアノから声に変えてみた。指は障害されているが、声は問題なかったうえに筆者は音楽科では声楽専攻だったからだ。しかし、

発声練習を怠っていたので不本意な演奏だった。W先生に少し待ってもらい発声練習を始めた。筆者の発声練習をしばらく見守っていたW先生であったが、ついに「そんなこと（いい声）を求めているんじゃない、障害された指でできることを探していくように今の声のままでいいんだ」と言われた。はっと自分の勘違いに気づいた。

　再びピアノに戻りしばらくカッチーニを合わせた。指が痛いことよりも自信がないために、遠慮がちに控えめに音を出した。W先生も筆者の音色に合わせて小さな音で応じてくれた。一人でメロディーだけを弾くのと違って、心がとろけそうに美しい音楽が展開されていった。CDで聴いていたカッチーニとは違い、目の前に立ちあらわれる美しいメロディーに自分が関与していることがさらに筆者を興奮させた。

　しばらくして、カッチーニにも飽きてきたタイミングで、「白鍵のみをこぶしで弾いてみよう」と提案があった。それを聞いたとき、隣同士の音が同時に鳴ると不協和音になり、耳障りな音になるのではないかと心配したが、合わせてみると意外に美しい響きだった。以前一人でこぶし演奏をしたことはあったが、W先生の演奏が入るとただの「音」から美しい「音楽」に昇格した。こぶし演奏の長所は、なんといっても演奏技術が問われないことだった。そのため気負うこともなく気楽に演奏できた。10本の指を駆使して弾く必要もない。一定の指だけに負荷がかかることもなかった。こぶしで弾いていると心理状態が変化していった。なんだか楽しくなって、子どものように無邪気に退行していくのがわかった。いや、気づくと人間をやめてねこになった気分で弾いていた。するとどうだろう、勇気が湧いてきて少し大きな音も叩けるようになっていった。内容もおとなしい曲から愉快なリズミカルな曲へと変化していった。この頃から緊張感がすっかり抜け、『楽しい！』と感じるようになっていた。

　次に、「動く指を動きたい方向へ動かしてみよう」と言われた。『そうか！大脳皮質を使ってメロディーをつむぎ出すのではなく、直感で弾けばよいのだ。』この時点でそう理解した。『指が動きたい方向はどっちだろう』と指の思いに自分の思いを重ねるようにすると、自然と痛い指使いを避け、身体状況に応じた動きが生まれた。指の感覚のみに導かれて弾き出してみると、横からすかさず「ああ、それいいね」と声がかかる。『これでいいんだ！』う

れしくなってW先生の言葉に俄然勇気が湧いてくる。余裕が出てくると、W先生から発せられる音の表現にも注意を向けられるようになる。それに合わせてみたり自分からリードをとってみたりして徐々に調子をつかめ出した。

　筆者は音楽的でない音、汚い音、硬い音を生理的に受けつけることができない。けれども、そういう音は一切姿を現さなかった。それは主体である筆者の音に敏感にW先生が合わせてくれ、筆者の求めるものを読み取ってくれたからなのだろう。

　W先生は「即興」という言葉は一切使わなかった。具体的な指示が適切な段階づけのもとに与えられたからであろう、抵抗を感じることも難しさを感じることもなかった。初回なので音楽的なひろがりはほとんどなかったと思うが、思いのほか演奏は楽しめた。幸先のよいスタートとなった。この先どのように音楽が展開され、そして筆者が変化していくのか、とても楽しみになってきた。

W先生の振り返り
　田中さんからの即興演奏の申し出を、ちょっと驚きを持って受け止める。何から始めてよろしいのかはわからないが、ともかく音楽をすることだけを考える。最初に、彼女が最近大好きなカッチーニの『アヴェ・マリア』から。うろ覚えだったが何度かやるうちに大体を思い出した。この音楽の流れから即興へと移る。

　やや飽きてきたので、なんでもOKを確認するためにこぶしで弾くことをやってみる。彼女はこぶし演奏を思ったより楽しんでいる様子。進めるうちに変ニ長調のフレーズにたどり着く。ショパンの好きな調なのでいろいろその調のショパンの音楽を挙げてみる。

　ピアノを弾くことへの一種の抵抗と闘いながらのようにみえたが、思ったよりは楽しんでいた様子。一回目としてはほんの少し雪解けがあり、硬さがゆるみ始めたような感じ。そのうちもっと雪解けが進むと、どんな音楽に発展するのかが楽しみ。

筆者の振り返りに対するW先生からの返信
　田中さんが今まで音楽のセッションをずっと避け続けてきた思いの一端が

わかりました。音楽を修行した人は特にどう思われるだろうというのが、気になるでしょうね。Colin Lee の "Music at the Edge"（Routledge, 1996年）というエイズ患者さんとのセッションをまとめた本にもそんな記述がありました。この患者さんのフランシスはロンドンの音楽院のピアノの出身だったのです。コリンもそんな人をクライアントにするのが初めてでとまどったようです。フランシスは音楽院を修了後音楽からは離れていたのですが、エイズ罹患後、なぜかコリンのところを訪ね、音楽療法を受けたいと言いました。すぐに二人はピアノを使った即興を始めます。そのうちフランシスはピアノを最後の自分へのプレゼントとして買います。そして、自分の人生と音楽との長い和解の旅が始まるのです。でもこう書くと満足のあるエンディングを期待するのですが、結果はそう簡単ではありませんでした。病状は悪化し、突然セッションは中断されます。その後、フランシスは別の病院で亡くなります。やはり、死は背後から突然やってくるもののようです。

　田中さんの場合は、また違うと思いますが、長い間遠ざけていた音楽との本気での向き合いはとても勇気がいるものだったと思いますし、機が熟すまではなかなか始められるものでもなかったのだと思います。

　それから私の学生ということで、どうしても評価が不安になりますよね。ですから、音楽のありのままをみせるというのはなかなか大変なことだと思います。私は、ライブで私自身の音楽のありのままをみせていると思っています。でも本当は、自分のありのままの音楽というのは不可能なものではないかとも思います。自分の音楽はこれではない、方向はこちらだ、というような自分のナヴィゲーションを頼りにおおまかにいつも動いているものだからです。なので、これから即興演奏に耳を澄まし、自分のナヴィゲーションを働かせていけばよろしいのです。私もそれを聴きながら自分のナヴィゲーションを精一杯働かせて進路をとります。そういったことができるのは、今のところ即興というテクノロジーのみなのです。

W先生からの返信に対する筆者の応答

　「ありのままの自分」という表現は、心理学の世界などでは特に好まれて使われる表現ですが、「ありのままでなくてよい」という感覚も大事にしたいと思っています。自分を守るために鎧が必要なこともあるのですし。しか

し、その鎧のために逆に苦しんでいる場合はそっと脱がせることも必要でしょう。「北風と太陽」の話を思い出します。太陽がポカポカと陽差しを当てたら旅人が自らマントを脱いだように、私も自分から鎧を脱ぎかけているのを感じています。即興が太陽の役割をとってくれていたのですね。

　自分の身体やスピリットから発せられるサインを敏感に感じ取り自分の身体と対話をしていくと、自分と上手な付き合いができるようになります。即興はそれとどこか似たところがあると、先生のフィードバックを読んでいて感じました。

　第2回目のセッションが楽しみです。

3）セッション2回目

筆者の振り返り

　2回目とあってほとんど緊張はしなかった。むしろ緊張感がなくなって、ビデオを再生しないとどのような音楽が展開したのか覚えていなかった。何の気負いもなく始められたような気がする。

　1曲目は「調性のないもので」という条件だけW先生が指示された。筆者は高音部を担当。前回との大きな違いは、前回は筆者が主体でW先生が筆者に合わせてくれていたのに対し、今日はかなりの部分をW先生がリードし、筆者がそれに従ったという印象であった。どうしてそういう逆転が起こったのか？　筆者がW先生に合わせる形になったため、途中W先生のリズムに乗りきれず二人の呼吸が合わないことを何度か感じた。そんなときは焦りを感じつつなんとか合わせようとするのだが、うまくいかないと少々弾くのがつらくなった。

　筆者の音は自信なげで、W先生の音に比べると弱々しい弾き方しかできなかった。途中、弱々しい自分をはねのけて奔放にピアノの鍵盤を低音から高音まであちこち叩きたい衝動に駆られたが、W先生の領域を侵犯するようで勇気が持てなくてできなかった。1曲目の最後部でW先生は突然 ff（フォルティッシモ：非常に強く）で和音を叩き始めた。それに合わせて筆者も強く和音を叩こうとしているのだが、ぐいぐい引っ張っていかれるW先生の音に気持ちが追いつけず、何かをぶつけきれないまま終わった印象であった。そのあたり、いかにも筆者らしい性格が出てしまった。

　2曲目は高音部と低音部の担当場所を交代した。2曲目は1曲目より二人

の呼吸のずれがさらに激しくなり、「バラバラ事件」が発生してしまった。W先生はどこまでも強気で、常に何かを仕掛けてくるのはW先生のほうだった。筆者はそれに引っ張られて一生懸命ついていこうとするのだが、W先生の音が読めず諦めかけてしまうこともあった。あまりにバラバラが続くと、『そちらが合わせる気がないのならもうどうにでもなれ』と、開き直りさえ顔をのぞかせた。

　3曲目は「完全5度（2つの音の幅をあらわす用語。ドミソで言えばドとソに当たる）だけで弾こう」と言われた。筆者の能力では完全5度かどうかは瞬時に判断できなかったため、その指示には躊躇した。その様子をみて「完全」は取り払われ「5度」でという条件に緩められた。再び高音部を担当した。3曲目はさらに混乱の度を増した。筆者なりに相手の音を聴いて合わせようとはするのだが、ビデオで確認するとまったくW先生のリズムを把握できておらず、別のリズムや調で弾いていた。二人で行う即興を楽しむというより、相手の心が読めないことで少しイライラし焦っていたように思う。

　4曲目は「白鍵だけ弾こう」と指示された。高音部を継続。曲の出始めは全曲とも筆者に任されていた。『今までの混乱をなんとか収めたい。』気分を切り替えて弾き始める。4曲目の始まりは前3曲とは雰囲気が変わり、やや重々しくゆっくりとした出だしとなった。何か象徴的な響きがした。この曲では今までの混乱が嘘のように消え、不思議と対話が始まった。それに安心したのか筆者も自信を取り戻し、W先生がリードをとるだけでなく自分からモティーフを提案することもできた。中間部、pp（ピアニッシモ：非常に弱く）でささやくような対話が始まった。相手が一言いってはこちらがそっと一言返す。このような対話が成立するととても気持ちがよい。

　ところがその後、突然W先生は思ってもみない行動に出た。始めに設定した条件とは異なり黒鍵を弾き始めたのだ。『えっ？』どうしてよいかわからなくなり、にわかに頭が混乱してきた。ビデオを見るとしばらく手が止まってその当惑した様子が映し出されていた。『相手に合わせるべきか、出された条件を忠実に守るべきか？』結局、筆者は最初に決められたルールを守るほうを選んだ。相手はルールを破り筆者は守っている。この違和感、気持ちの悪さ、落ちつきのなさ……。ルールを破ることができなかったのも、いかにも筆者らしかった。最後はまた白鍵に戻ってくれたので筆者も再び平穏を

取り戻し、静かな音の響き合いの中でその曲を終えた。

　本日は4曲で終了。そろそろ飽きてきたので長さとしては適当だと思えたが、何か釈然としないまま終わった。どうして今日は、W先生があのようにイニシアティブを取ったのか理解できなかった。その理由をW先生に尋ねたところ、ただ「僕は飽きっぽいから、同じことを続けていると飽きてしまうので」と言われた。それを聞いて、『私の即興が平凡でつまらないから飽きたのではないか。始める前からあまり乗り気ではなかったのではないか』と自己卑下的に感じた。

　そんな調子で即興が終わってしょんぼりしていたとき、サプリメントがあった。W先生が楽譜を取り出してショパンのノクターンを弾き始めたのだ。筆者の大好きな一曲であった。そのまま高音部に座っていた筆者は、ためらうことなくすぐに右手パートを弾き始めた。するとすぐにW先生はメロディーを筆者に任せ、左手部分を分散和音に切り替えてくれた。そこには、オリジナルのショパンの楽譜よりもさらに美しいメロディーがつむぎ出された。『やっぱり即興よりショパンがいいな。』心の中でそうささやく声が聞こえた。

　先ほどまでの即興の、相手がどう出てくるかわからない緊張感や、瞬時に次の音をつむぎ出さなければいけない緊迫感はなかった。正直を言うと、即興よりもこちらのほうが実は楽しめた。なじみの既成曲には楽譜どおりに弾けばよい、先が予測できるという妙に懐かしい安心感があった。例えるなら、道に迷って焦りながらうろうろして、やっと見覚えのある通りに出てきたときのあのほっとした感じだ。だから、即興で世界がひらかれたとしても、昔からのなじみの世界を決してないがしろにしてはいけないということを、この体験は教えてくれた。

　また、身体条件によって一人で演奏することが困難な場合は、連弾という形式で人に助けてもらって弾けばよいということも発見した。これはある種、立岩氏などが語られた「分配」という手法なのであろう。

　即興だけではなく、他にもピアノ演奏を可能にする多様な方法がみえてきた。

筆者の振り返りに対するW先生からの返信

　私のほうも、具体的な内容はあまり覚えていなかったようです。田中さんのレポートを読んで私のほうがリードをした印象が強いこと、あまりうまく

かみ合わなかったと田中さんが感じられた場面が多かったことを知りました。たぶん私もそれは感じていて、それを打開するためにいろいろ打って出た結果ではないかと思います。無調の即興の最初のほうはまあまあ新鮮さがあったように思いますが、だんだんと平凡になってきたように感じられたので、いろいろなことをやってみたのだと思います。他の即興もだいたい同じような傾向になったのだと思います。

　こういった原因の一つには、田中さんのほうが無調的な音の扱いに慣れていなかったことがあるのではないかと考えました。そう思って最後には白鍵だけに限定するところに戻ってみました。田中さんのレポートにあるように、そちらのほうが一体感が増したと感じられたようです。やっているうちに白鍵以外の音を混ぜたのは、やや白鍵だけの音に私が飽きてきたからだと思います。逸脱することも楽しいのですが、その意図がやや田中さんを不安にさせてしまったようです。おもしろがってどんどんむちゃくちゃになっていけばと思ったのですが、田中さん側はきちんと白鍵という条件の中にとどまったことはよく記憶しています。

　その後は幸い、いろいろな楽譜があったので、即興にこだわらずに田中さんの好きそうな音楽に戻ってみました。Fマイナーのノクターンは、とても好まれたようで途中から連弾で一緒に弾くようになりましたが、これが一番今回ではよかったのかもしれません。あまり考えたわけではありませんが、いろいろシステムを変えて試してみたのが、今回やったことのようだったと思います。どんな場合の即興でも、こういうものであるという約束事が多かれ少なかれなんとなく必要であると思いますが、同時にそれから離れることも即興を楽しむために必要なことでしょう。この枠と逸脱の関係がおもしろいところですが、同時に難しいところでもあることがわかったセッションでした。

4）即興ライブ（セッション3回目）

　2回のセッションの数ヵ月後、学生たちの前で即興演奏を披露する機会が訪れた。筆者が担当している音楽療法科目のW先生の講義の中で、即興による音楽療法セッションのモデルを示すことになったためだ。履修者は約300名。会場は大学内で最も大きい大講義室で700名収容が可能な広さだ。教壇に向かってアーチ状に座席がある階段教室で、残響がありなかなか音がよく

響く。教壇前の中央にグランドピアノを置いた。学生には前もって、筆者がリウマチになってしまったがために自由に指が動かなくなっている現状は伝えた。制限された指による即興演奏がどの程度他者から評価されるのか、非常に気になった。それは楽しみなようで不安なことでもあった。しかし、楽しみのほうがかなり上回っているように感じた。

　講義が進行しいよいよ出番だ。なにしろ模範を示すのである。ちょっとうれしいような、誇らしいような気分さえ湧いてくる。この日の晴れ舞台に合わせてファッションも化粧も決めてきた。声をかけられピアノのほうへ進み出る。300名の学生たちの視線が一斉にこちらに注がれるのを感じた。ピアノにはスポットライトが当たっている。演出も申し分ない。

　まずは1本の指で「ミ」と「シ」だけを演奏するよう指示される。リウマチの指でもこれならば冒されていない指で演奏が可能だ。指1本でも音2つでも即興が可能であることを示したいという講師の思惑を受け止める。筆者は高音部担当だ。演奏が始まる。2回目までのセッションと違って、自分の中に勢いがあるのを感じた。ピアノの音も心に同調して、スピード感のある、跳びはねるような音の軌跡を描いていった。相手の呼吸もすぐにつかめた。『いいぞ！』演奏しながら、学生たちの興味津々の顔がみえるようだった。最後まで音楽に乗れたまま演奏を終えた。『よーし、1曲目はうまくいった。』学生たちの大きな拍手が、その演奏の成功を物語っていた。

　2曲目は、「"ドラえもん"になったつもりで」という指示で、こぶしで弾くこととなる。こぶし演奏なら得意だ。なにしろまったく演奏技術は必要ない。素早い運指ができなくても何の問題もなし。少しおどけて、いかにもねこの手のように構える。最初の第一音は筆者から始める。その手を思いつくまま鍵盤の右へ左へと移動する。あるときは毛糸でじゃれているようにコミカルに、あるときは眠たそうにあくびをしている感じでまったりと……。W先生も和音やリズムに変化をつけて筆者の演奏に応じる。筆者も相手が奏でる音の動きや響きに注意を向けるだけでなく、相手の心の動きと息づかいを感じ取って合わせる。お互いの呼吸は2曲目も合っていた。

　3曲目が最後である。今度は何の条件も加えない、完全なフリー・インプロヴィゼーションを行った。これはもっとも演奏者の音楽的センスが試される。ある種の緊張感が湧いてくるのを感じた。しかし、いざ演奏が始まって

しまうともう後へは引けない。相手はどう出てくるかわからない。その予測不能性の相手の音に瞬時に反応して自分の出方を決める。その緊張感はむしろ楽しみとなった。あるときは同調し、あるときは意に反する動きをあえてしてみる。比較的問題がない右手を中心に弾き、痛みのある左手は補助的に添えると、演奏することにまったく不自由は感じなかった。

　筆者の身体には、固唾をのんで聴き入っている学生たちの様子が伝わってきた。曲の終わりはどちらが決めるでもない。アイコンタクトもない。ただ、音の動きと気配でそれを察知するのだ。演奏が終わった。一呼吸の静寂の後、大きな拍手が会場から湧き起こった。演奏は大成功だった。二人の息が合い自由に自己表現ができた満足感もあったが、何よりうれしかったのは聴衆が演奏に満足してくれたことだった。講義後のリアクションペーパーに、「こぶしで演奏しても、ぶっつけ本番でも、とても『音楽的』だったので驚いた」というような内容をたくさんの学生が書いてくれていた。

　練習の必要もなく、動く指を動く方向に動かすだけでよいという奏法は、非常に新鮮であった。これならば、筆者のような障害された指でも演奏が可能だと体感できた。しかも、プロの演奏家の協力があれば鑑賞に耐え得るどころか音楽としての完成度も十分に備わり、未来への可能性が開かれたように感じた。

　自分の身体性と作業との融和が、即興という形態ではたやすく可能となることを発見したのである。

3. 即興体験からみえてきたこと

(1) 即興という作業

　音楽と筆者の関係性の変化をまとめると以下のようになる。

　筆者は幼い頃から正統派のクラシックに属し、作曲家の作り上げた崇高な楽曲を楽譜に忠実に、高いテクニックを身につけて、より美しく、より完璧に演奏するという世界に身を置いてきた。まるで中世の城塞都市のようにその城壁の中は秩序に守られ、平和で理性的な世界だった。外部の刺激からも隔てられ、外の世界を知らないまま平和に暮らしていた。しかし、障害を持っ

たがためにその世界の住人でいられなくなった。

　荒野をさまよっていたときベイリーという個性的なアーティストと出会い、即興演奏というまったく新しい世界があることを知る。それは先が読めないという点でも、世間であまり公認されていないという点でも、その日暮らしのような音楽との出会いであり、それまでの秩序や安定とは無縁の世界だった。始めはベイリーの世界が物珍しく飛びついたものの、すぐに不慣れな環境に適応障害を起こしたように落ちつかなくなり、古巣の秩序と安定で守られた世界に戻りたい衝動に駆られた。しかし、荒野のその日暮らしには危険もある代わりに何ものにも縛られない自由があり、羽目を外すこともできた。何より、新しい世界には障害者の筆者を受け入れてくれる懐のひろさがあった。こうして二つの世界を行きつ戻りつしているうちに、たしかに即興には得体の知れない未知の力が潜んでいることを実感するようになっていったのだ。

　そこで次に、このような変化をもたらした「即興」の力について述べたいと思う。音楽療法領域では、即興の（治療的）意義についてはすでに多数の議論がされているため、以下に述べることは、そのごくごく一部になることをお断りしておきたい。

(2) 予測不能性のおもしろさ

　即興はとにかくおもしろい。これは論理的に説明できるものではない。感覚的なものだ。だが、頑張って言葉にしてみよう。

　インプロヴィゼーション (improvisation) の語源をたどると、im- は否定、pro- は先の、visation は vision（みること）だから、「先のみえないもの」だ。だから「一瞬先は闇」的なおもしろさがある。次の音が立ちあらわれる直前0.001秒の期待感がある。予測不能だから、何が飛び出してくるかわからないからおもしろい。未来期待形のおもしろさだ。

　実際に立ちあらわれた音が、これまた当然おもしろい。「そうきたか！」「なんだこりゃ!?」再現音楽と違って瞬間瞬間が未知との遭遇である。今まで出くわしたこともない音表現があらわれることもある。聴いたこともない音ばかりではなく、みたこともない楽器の扱い方だったりするからだ。それが

おもしろい。集団で行うフリー・インプロヴィゼーションだとこのおもしろさはさらに倍増する。ビッグバンドの場合は、多種多様な音や動きが自由奔放に入り交じる様が実におもしろい。その様はほとんどお祭りさわぎだ。楽しくないわけがない。現在進行形のおもしろさだ。

また、自由な音表現の中に「その人」があらわれるのがおもしろい。その人らしさであったり、らしさでなかったり。特に障害児などに後者のような普段みられない意外な一面を発見すると、その子自身が即興を通じて未知の自分と遭遇しているのかもしれないと考えるだけで、もう興奮ものだ。

(3) 障害の脱問題化

これは説明するまでもないであろう。両手が障害されて動かなければ肘を使えばよい。上肢が動かなければ足で叩けばよい。自分で演奏できなければ人にやってもらえばよい。これが即興の基本的考え方である。これは、作業療法でもADL訓練などで普通に行われている方法である。しかし作業療法の場合は、本来のやり方（健常者のやり方）が別にあるのだが、それができないための代償にすぎない。しかも、代償によってたとえある行為ができるようになったとしても、その人の障害による困難さが消えてしまうことはない。

ところが即興はその点がまったく違う。まず、すべての行為は代償で行われるのではない。それが本来の演奏のスタイルなのだ。障害されていない部位を使うもよし、障害されている部位をあえて使うもよし。この時点で障害は脱問題化される。障害による演奏上の困難はどこにもないからである。

(4) liminal 体験

Ruud E[4]は、即興演奏の意味は音楽療法ではさまざまに説明され、とりわけ「遊び」としての意味づけが一般的であることを指摘している。それ以外にも「通過儀礼」として、あるいは「フロー体験」（≒無我夢中）としての即興の作用について紹介している。Ruudはそういった多くの説明モデルの上位に「liminal 体験」としての解釈を提示している。liminalityとは一

般的には「閾」のことを指し、実験心理学では同種刺激間の感知ができるか否かの境目のことをいう。Ruud は、文化人類学者の Turner V が、意識と無意識との境界、日常と非日常との境界という意味で使用したこの言葉を援用し、liminality 状態にはわれわれの因習や固定化された生活を崩壊させ、時間を超越した感覚をもたらす作用があると述べている。そして、即興はその liminality を体験させることができると論じる。

　つまりこのことは、即興をすることで非日常あるいは意識されていない世界に移動する可能性を意味する。これは自覚されている自己や環境が消し去られるという、何かギリギリの世界に身を投じる不安定性をも生じさせるように思われる。こうした liminal 体験の中では、フロイト的な言説を借りるなら超自我（理想の自分）や自我（現実の自分）が減弱し、外界から自分を守る重い鎧を取ったときのような解放感に包まれて、より本能に近い素の自己が立ちあらわれるのではなかろうか。だからこそ、即興を通して意識下や日常下では発見できない新しい自分と出会えたり、本音を素直に表現できたりして、「何か良いこと」が起こるのかもしれない。

　筆者の場合、この liminality によるギリギリの世界に身を投じる不安定性は、『やはり即興よりショパンのほうが好き』という言葉に至らせたり、飽きたりモチベーションが下がったりという反応の中に確認することができる。これは即興という外界からの刺激により、それまで安定的だった音楽の価値観が揺さぶられた結果、その反動として安心感のある恒常性への回帰欲求のあらわれと理解することができるだろう。Ruud は即興には通過儀礼としての役割もあると述べているが、ある意味このような居心地の悪さという過程を通ってこそ、即興の本質的価値に近づくことができるのではないかとも思われる。

　同様の見解は、ベイリーがインタビューした即興演奏家のスティーブ・レイシーの言にもみつけることができる。レイシーが即興に魅かれる理由は、いつでも自分は知られざるものの淵（境界）にいて、知られざるもののほうへ跳躍してみつけたものは、即興以外のいかなる方法でも見出し得ないと思われる価値があるからだと述べている。さらに、即興とは境界まで無事に連れて行ってくれて、向こうへ飛び出し、別のものを見つけさせてくれるものであるという[5]。こうしてレイシーもまた、即興には liminality を超える作

用があることを示しているように思える。

(5) 作業の可能化に潜む罠

次の論に進む前に、ここで少し作業療法が何を目指しているのかを確認しておきたい。代表的な定義からその目的をみると、世界作業療法連盟では"The primary goal of occupational therapy is to enable people to participate in the activities of everyday life."[6]とし、カナダ作業療法士協会も、"Occupational therapy is the art and science of enabling engagement in everyday living, through occupation; ……"[7]とある。つまり、作業療法は現実の日常生活の中で作業を可能化（enable）することを目的としているということである。作業療法士なら誰でも見慣れている、一見当たり前に思われるこの定義だが、実はここにこそ注意しなければいけない問題が潜んでいる。

作業療法士もクライアントも、うっかり作業（＝doing）ができるようになるというdoingの価値だけを目指したとき、「できるようにならなかった」場合に何が起こるかというと、存在（＝being）の価値のぐらつきである。何かができるようになるということ自体はとてもすばらしいことだが、それにも増して重要視しなければいけないのは、「存在の肯定ができるようになる」ということである。これは作業療法の目的から完全に欠落している点である。

ではクライアントが存在価値の喪失に陥ることを回避するためには、われわれは何をすればよいのであろうか。筆者が第一に心がけていることは、作業ができようができまいが、あなたの存在価値はなんら変わらないということを普段から伝えることだ。筆者はこれをbeingへのエネルギーの注入と呼んでいる。次に、「できない」を「できる」に変えていくための作業のアレンジの工夫だ。この順番は大切だと思っている。

(6)「できない」を「できる！」に変える

このような存在肯定あるいは否定へのメカニズムがわかったところで、存

在を肯定する作業について考えてみたい。

　ベイリーやアシュリーの方法は、障害により制限される音楽表現ではなく、むしろ障害を逆手にとった、障害であることを生かす表現であった。彼らはアーティストという、通常ならば身体の機能障害はたちまち障壁となってしまう職業にありながら、なんら職業的制約を受けることはなかったということは注目に値する。このような状況ならば、自らの存在を否定しなければいけない要素はぐっと減る。事実、筆者の場合、関節の自由が利かなくなった手指で、ショパンなどの既成曲を弾くことは不可能となった。だが、そこにこだわり続けていたら、筆者は現在のように安寧な気分で過ごすことはできなかったに違いない。しかし、既成曲を即興曲という音楽表現に変えることで、それまでの思うように弾けない閉塞感から解放されたのは事実である。このままでよい（good enough）という肯定感は、一つにはこのように作業の形態を変化させることで可能になる場合がある。

　さて、ここでもう一人、障害問題とは離れるが現代音楽を代表するミュージシャンの一人、ジョン・ケージ（1912～1992年）を紹介しておきたい。ケージの有名な作品に『4分33秒』がある。これは演奏者（ピアニスト、ヴァイオリニスト、オーケストラなど楽器は問わない）、例えばピアニストがステージにあらわれてピアノの前に座るが、4分33秒何も音を発しないで退場するというものである。3楽章から構成されるその曲の各楽章の時間は演奏者にゆだねられ、楽章ごとに楽章全体を休むよう指示がしてある。

　ベイリー、アシュリー、ケージなどのアーティストはみな現代音楽に属する人たちである。実験音楽と称される音楽活動を行ってきた彼らの目指したものはすべて、19世紀のヴィルトゥオジティ（名人芸）を否定してきた点にある。そしてある意味では、誰でもできる音楽を提示したことになる。ケージはピアノを弾かないピアニストを登場させ、アシュリーは音声チックをそのまま加工せずに音楽に使った。ベイリーは卓越したテクニックという私的財産を放棄しようとした。

　作業をクライアントの状況に合わせてアレンジして適用する技術は、当然専門職として作業療法士に求められる技術である。しかし、例えばショパンのピアノ曲を弾くという作業を自由即興によるピアノ演奏という作業にアレンジするのは、作業分析能力や教科書的知識に基づく技術とは次元が異なる

ことのように思われる。それはより自在に作業のありようを変容させることのできるしなやかな発想力であるし、従来の価値観から別の価値観を見出す発見力でもある。それは決してその人の障害に合わせて作業のレベルを調節することではない。

(7) ディオニュソス的作業療法

　先に作業療法は現実的日常生活における作業の可能化を目的とするということを述べた。ここでもう一度芸術に話を戻してみよう。すると少々困ったことが起こることに気づく。芸術の本質を非日常性にあると捉えるなら、日常性をフィールドとする作業療法とは相容れない部分が浮上することになるのである。「作業」というものを人間が生きていくためのあらゆる活動と捉えるなら、芸術や宗教なども含むきわめて多様なものと考えなくてはならないだろう。だが、現在の作業療法（その他の医療福祉領域も同様だが）は、先ほどの定義からも、そういった多様な活動から非日常的なものを排除して成立してきたのではなかろうか。このことは、作業療法が科学として市民権を得るためにはやむを得ない過程であったのかもしれないが……。

　だがそれにもかかわらず、作業療法は（芸術などに）「没頭すること」や（宗教などを）「信じること」など、その度合いを数値化できないような部分を完全に切り捨てることなく、実は実践してきた。しかし、芸術のような手の届かない、得体の知れない、非日常なるものをそのままの形で導入することは難しかったにちがいない。芸術的活動は作業としてたいへん魅力的なものであるため導入されるわけだが、そのためには非日常性を洗い流し、得体の知れた扱いやすいものにする必要があったと考えられる。その結果、作業療法では芸術は天上から日常に降り、娯楽のレベルで扱われるようになった。このことは誰もが知る歌の集団歌唱などが圧倒的に多いことをみても明らかである。だが、この日常的な娯楽では、人の心にある種の安心感や楽しみはもたらすものの、何か根底から人を大きく突き動かすような力は得られない。つまり、存在を肯定するに至らせるほどの人を変える力は乏しいのである。

　では人を変える非日常性とはどのようなものなのであろうか。これを説明するためにニーチェの『悲劇の誕生』からアポロンとディオニュソスについ

て紹介しておきたい。ディオニュソスは別名バッコスともいい、古代ギリシャの豊穣とワインと酩酊の神である。その祭儀は激しい恍惚状態を伴ったといわれる。ディオニュソス的とは、ニーチェが『悲劇の誕生』の中で説いた芸術創造の類型の一つである。ディオニュソスを節度や個体を破壊する陶酔的、創造的、激情的芸術を象徴する神として描き、アポロンと対照的な存在と考えた。一方アポロンは、節度と明朗な意志を伴う知的、静的、調和的な芸術を象徴する神として描かれている。

芸術表現療法の Levine SK[8] は特に破壊と再生を司るディオニュソスの重要性を説き、ハイデガーの「芸術は人間存在の根源的意味を示す」という芸術理論を援用し、芸術表現療法の本質を「意味の生成（ポイエーシス）」にあると結論づけている。人を変える力があるのはディオニュソス的体験であると彼は考えた。つまり芸術的活動の意義は、創造というディオニュソス的行為によって何か新しいものをつくり出し、それによってより深い部分で人を動かすところにあると Levine は主張しているのである。

筆者がそうであったように、人が変わるには「出会い」と「衝撃」によって乱される体験が必要である。人を変えるという部分に関しては、その乱される体験、すなわちディオニュソス的体験を可能にする非日常的芸術にこそ秘密があるのではないだろうか。その隠れた秘密を露わにするのが芸術に潜むポイエーシスの力ではなかろうか。興味深いことに Levine はディオニュソス的生成を"liminality"と結びつけ、その概念を表現芸術療法というひろい場で、その基本原理と位置づけている点である。作業療法における芸術表現の意義にも、この「ディオニュソス的意味の生成」を基本的原理として位置づけることを提言したいがいかがだろうか。

作業療法はアポロンの立場を重視して秩序や平和を重んじ、乱れたもの（障害や病いのほか、現代アートなども含まれる）を遠ざけてきたと感じている。しかし皮肉なことに、平和を求めていながら自分の身体性や存在との和解からは遠ざかっていたのではなかろうか。

筆者は拙著で作業療法におけるエクスタシー論の重要性を説いたが[9]、秩序を重んじるアポロン的作業療法ではなく、エロティック[注]で陶酔的なディオニュソス的要素が作業療法には必要であると考えている。現実的な事務処理のような作業療法では魅力的でないではないか。酩酊の神でもあるディオ

ニュソスが出てきてすべてをひっくり返す……。こうした衝撃的でダイナミックな作業療法の結果ポイエーシスが起き、存在を肯定することができる多様な価値を持つ作業の提供者となれるのではないだろうか。

注） 必ずしも性的な欲望や感情を刺激する意味ではなく、もう少し広い概念で捉えたもの。

〈引用文献〉

1) Baily D：Carpal Tunnel（CD）．TZADIK, 2005
2) Ashley R：Automatic Writing（CD）．Lovely Music, LCD1002, 1996
3) Steingo G：Robert Ashley and the Tourettic Voice. *The Review of Disability Studies: An International Journal* 4：30-32, 2008
4) Ruud E：Improvisation as a liminal experience: jass and music therapy as modern "rites de passage". Kenny BC：Listening, playing, creating essays on the power af sound. State University of New York Press, pp91-117, 1995
5) デレク・ベイリー（著）、竹田賢一、木幡和枝、斉藤栄一（訳）：インプロヴィゼーション—即興演奏の彼方へ．工作舎、pp138-139, 1981
6) World Federation of Occupational Therapists（WFOT）HP：Definition of Occupational Therapy. http://www.wfot.org/AboutUs/AboutOccupationalTherapy/Definition of Occupational Therapy. aspx
7) Canadian Association of Occupational Therapists（CAOT）HP：Occupational Therapy - As defined by the Canadian Association of Occupational Therapists. http://www.caot.ca/default.asp?pageid=3824.
8) Levine SK：The philosophy of expressive arts therapy: Poiesis as a response to the world. Knill PJ, Levine EG, Levine SK（ed）．*Principles and practice of expressive arts therapy: toward a therapeutic aesthetics*. London, Jessica Kingsley Publishers, pp15-74, 2004
9) 田中順子：患者と治療者の間で—"意味のある作業"の喪失を体験して．三輪書店、2013

〈参考文献〉

ニーチェ（著），秋山英夫（訳）：悲劇の誕生．岩波書店, 1966

第 5 章

あなたと私のやりとりを支え、交流し続ける身体の営み
―顔に出会い身体と向き合う在り方を身体が身体に問いかけながら

玉地 雅浩

第 5 章

あなたと私のやりとりを支え、交流し続ける身体の営み
―顔に出会い身体と向き合う在り方を身体が身体に問いかけながら

玉 地 雅 浩

1. はじめに

(1) 似ているからこそ、同じものだからこそ

　なじみの定食屋さんで頼んでいたトンカツ定食が運ばれてくる。誰か他の人も同じものを頼んでいたようで、お店の人は両手にトンカツ定食のお盆を持っている。恥ずかしいが目がどうしても両方のトンカツ定食を比較してしまう。右手に持っているトンカツ定食のほうがカツの面積が大きいみたいだ。いやいや、左に持っているほうがなんたって厚さが違う、それにご飯も明らかに多いような気がする。待てよ、見る角度が違うからかと思い直して、座り直すふりをして体を伸ばして思いっきり横目で確かめてみる。ここまでくればなんでもできてしまう。物を落として拾うふりをして念押しで下から両方のトンカツ定食を眺めて比べてみる。最初の恥ずかしさが嘘のようである。
　これが運んでくるお店の人の左手がハンバーグ定食を持っているのであれば、ここまでの行動はとらない。やっぱりハンバーグ定食にしておけばよかったかな、ハンバーグも美味しそうだなと思う程度である。まったく違うものを選んだのではなく自分と同じものを、あるいは似たようなものが並んだと

きにこそ、比較してしまう癖のようなものがあるのかもしれない。

　このような傾向性は食べ物だけに限らない。メイクの仕方や髪型、服のデザインや着こなしなど、その時期に流行したものを装い身にまとわないわけにはいかないが、それでいて自分の特徴となるもの、人とは違う点をアピールしようとすると、どうしても細かい箇所で差をつけざるを得なくなる。

　男性の前髪の一部だけ残し伸ばす髪型が流行したとき、どんどんとその前髪をとがらし細くなっていたことや、女性のスカートのスリットが左側にあるのが流行したときに、そのスリットの深さが変化しても左側にある点については変化がなかった。やがて、右側にスリットがあるスカートが現われ始めたが、その頃にはすでにまったく違うスタイルのスカートが流行り始めていたことも思い出される。似ているからこそ、他との違いを際立たせるために、自分の特徴をアピールするために、その差と思われる部分を過剰なまでに際立たせていく、そんな面をわれわれは持ち合わせているようである。

(2) 何かが違う

　他とは違う、何かが違うという例には日常生活を営む中でさまざまな場面で出会うことになる。例えば、歩くという場面にもみられる。周りの人と歩く速さや歩き方が違う人がいる。おもしろいことに友だちと話しながら歩いていても、あるいは考えごとをしながらであっても、このような人には目が吸い寄せられてしまう。いつのまにか見てしまうのである。このような違いを見つける能力は、動物が普遍的に持っている能力であるという人もいる。すなわち肉食動物が獲物を狙う場合に若くて強い相手より、確実に捕獲するためには小さくて弱くて、しかも群れの中で他の仲間とは違う動き方をしている方を狙うほうがつかまえる確率が上がる。そのために否応なく、めざとく見つけ出す能力を身につけたのだというのである。

　筆者がこの話の是非を問う能力も資格もないことはもちろんだが、ここで考えてみたいのは、このような他との違いを見つけてしまうというその働きそのものである。そしてその際にその違い、差を見つけてしまうわれわれの癖のようなものが、あることに対する可否ではなく、そういう傾向性を持ったわれわれがお互いに出会い、生活し生きていくときにどのような現象が現

れるのか、まずはそのような点について丁寧な記述を試みながら、差というものがどのような営みなのか考えていきたいと思う。

　だが、さっそくここで問題が発生する。誰かとの差というものを考える際、自分との違いを捉える場合にも、その自分がそもそもどういう存在か、そこまで難しく考えなくてもどういう特徴があるのか、実はこのことについて自分一人だけでは捉えられない面があるからである。必ず他者の目を通した自分というものを把握しておかないと、つまり自分と他者のそれぞれの特徴を捉えることのできる人が二人を比較して、この点が違うと言えてはじめて何かが違うと差について言及できるはずなのである。そういう他者の目を通した、あるいは二人を比較するような視点を持つことができないと差については気づくこともできず、他者との違いについて本当は言及することはできないのである。見た目も性格もできることも、このような視点がなければ、本当はその違いに気づくこともできないということである。

　次節ではそういう他者の眼を通す、両者を比較するということは一体いかにして可能なのか、そしてその営みを可能にする身体の働きについて考えていくことにする。

(3) こんなもんではありません

　その人のその人らしさとして立ち現れる能力といったとき、その人らしさとは何だろうか、自分らしさと置き換えてもいいかもしれない。

　自分が何者か、どういうふうに人からみられているのか、それは自分一人ではなかなかわからない。運転免許の更新所で新しい免許証をもらったとき、係の人から「目をつむっている方、顔が下を向いている方、どうしても写真が気に入らない方は全員に配り終わった後に私のところまで言いにきてください」とアナウンスがあった。何人かの人が前に行き写真の撮り直しを求めている。取り立てて聞くつもりもなくその脇を通り抜けようとしたとき、ある女性と係員の会話が耳に入ってきた。

　「私、こんな顔じゃありません。撮り直してください」と女性が訴えている。「そうですか、見せてください」と係の人が言いながら女性の新しく交付された免許証を受け取り、しばらくの間、まじまじと眺めている。その後、あっ

さりと「こんなもんでしょ」と言って免許証を女性に返そうとした。女性は顔を真っ赤にしてはぎ取るようにその免許証を奪い取ると、最後にもう一度「私、こんな顔じゃありません」と言い捨てて、走り去るようにして会場を出て行った。それまで水を打ったように静かだったことに気がついて、みんな慌てて動き出す。

　そう自分がどう見えているか、それは自分ではわからない。いやいや私はしょっちゅう鏡で顔を見ている。今日も朝は念入りに鏡でチェックしてから出てきたと言うかもしれない。でもその顔はおそらく自分の一番好きな顔、すなわち鏡に映る顔の角度や距離を知らず知らずのうちに調整し、一番好きな表情を鏡に映し確認してから、よしこれでいこうと自分を後押しするように家を出てはいないだろうか。一番好きな顔を鏡を見終わる最後の瞬間に見て、それが印象強く残っている。そう横顔やふとした表情、誰にも見せていない顔は他人はもちろん、自分も見たことはないのである。自分のことは自分も他人もわからないかもしれない。しかし、われわれは他者との関係なしには生きていけない。そんな場面を描いていきたい。

2. やりとりを続けられなくなったときにこそ

(1) おおげさな身体

　医療や福祉の現場で言葉を失った人と接するとき、言葉がなくても表情や身振り、他の伝達手段やいざとなれば雰囲気でわかるだろうとよくいわれる。しかし言葉を介した、あるいは身振りや表情などいわゆる非言語的なやりとりを行うことができないと、その場に一緒に居続けることが難しくなる。患者から離れ、病室を出ていきたくなってしまう。つまり、患者から立ち去りたくなるのである。患者と一緒に何かを行うということが困難になるのである。

　そこで話しかけながら相手（患者）に触れなさい。言葉でのやりとりができなければ、あるいは言葉が通じなければボディランゲージで身振り手振りや表情といった非言語的なやりとりで大丈夫、いざとなったら気合いや誠意さえあれば相手（患者）と気持ちを通じ合わせることができる。しばしば医

療従事者の間でそう言われる。しかし、脳卒中後遺症などによって言葉を発する機能が変化した人と一緒に運動する場面では、言葉のやりとりがないがゆえに、非常にぎこちないやりとりになることを経験する。

　最初はいいが、その後が続かない。やりとりが続かないので話しかけるのがばからしくなるのでもない。相手（患者）から一切応答がないために、一人で話していることがむなしくなるだけでもない。必死に身振り手振りでやりとりを試みているのに、うまく相手（患者）に意図が伝わらないことに腹立たしくなるのでもない。しかし、言葉を発することをやめ、言語以外の他の手段に注意を向けて、表情や身振りからでもやりとりをして相手（患者）の意図を読み取ろうとしなくなる。なぜだろうか。

　理由の一つとして、われわれは言葉でやりとりすることに慣れすぎているので、言葉以外のやりとりから相手の意図や要求をつかみ取ろうとする態度に切り替えることが相当大変なことが挙げられるだろう。相手が話せないとわかり、あえて言葉ではなく身振りや手振り、あるいは眼の動きや表情で自分の意志や感情や要求を相手に伝えようとすると、言葉を話しているときとは異なる身体の使い方をする。極端に眼を開いて驚きや拒否を示したり、喉をふるわせたり、腹からうなったり、突発的な音など言葉にならないあらゆる音を発しながら身振り手振りがだんだんと大きくなってきたりする。このとき相手との間合いと関係なく音を連続して発しながら、普段の言語を使った会話では行わないような動き方が生まれてくるのである。つまり、会話をしながら自然に生まれる眼の動き、身振りやうなずき方、さらに呼吸のリズムや姿勢の変え方など、身体の使い方が普段とは異なるあり方をしてしまうのである。

　このような非言語的なものをうまく使えないと言語で伝えることに非常に負担がかかる。例えば、文字盤でやりとりする場面を考えてみよう。眼球の動きを頼りに文字盤を使用するとき、読み取る側は指示された文字を単に正確に読み取っているだけのように感じてしまう。言葉による文章としては伝わるが、時間がかかるため、急いでいるときには相手の言葉を途中でさえぎってしまうことがある。その上に文章がどのような抑揚や速さで、あるいは声の大きさや声色などで語られるべきものなのか、その文章が語られる文脈や状況が伝わりにくいために相手の様子をつかみにくいのである。

高い言葉を出すときに自然と背筋が伸びあごが少し上がる、必死に伝えようとして身体を前に傾ける、前のめりになって言葉が追いつかず手を身体の前で相手の方向へグルグルと回転させリズムをつくろうとする。出てこない言葉を身振りだけでももうすぐ出てくることをあらわそうとする。このように言葉を話すという行為は言葉以外のやりとりを伴いながら、誰かに向かった運動性を伴うものである。ところが、言葉を失った人と接するときには、このことを実感させる場面に変化が生じているのである。

(2) 嘘をつく身体

　相手が言葉を話すことができない、あるいは話をしにくいとわかったとき、言葉を理解しにくいようだと判断したとき、相手に対して言葉だけで伝えようとするのをやめ、眼の動きや表情の変化、身振り手振り、姿勢を変えながら自分の意図や要求を伝えようとする。それは相手への応じ方を変化させようとする際に自然と生み出される。自分ではどのような動きが生み出されているのか自覚できないような無意識の動きを含めて、相手に自分の希望や感情を伝えようとするのである。

　相手とどのような場をつくろうとしているのか、あるいはある状況を生み出そうかという態度があってこそ、そのやりとりの中で言葉や非言語的なやりとりが生まれてくる。それは相手とこれからどのような関係をつくろうとしているか、そして、すでに出会ったことによってつくられつつある関係においては、相手に投げかけたものが、どのような影響を与えるかを考慮しなければならない。

　なぜならこれまで確認してきたように、このようなお互いがつくろうとしている関係性の中から生まれてくる言葉や非言語的なあり方が、まずあるからである。さらにその場で生まれるやりとりを踏まえて、その後のわれわれのやりとりをどのようにつくっていこうかと考えながら行っているからである。われわれは相手の反応に応じて、あるいは反応を織り込んだうえで自分の接し方を変化させる、あるいは知らず知らずのうちに変化しているのである。

　ところがやりとりを支える視線や表情の変化、話し方や内容、立ち居振る

舞いなどすべてをコントロールしようとすると、不自由な嘘をつく身体が現れる。違う表現をすれば、相手がわれわれからどのような人間的な意味を見出しているかによって、自然に生まれてくるやりとりを再現しようとすると普段使わない言葉遣いや内容になり、非言語的なやりとりにおいても、普段とは違った身体の使い方をしてしまうのである。

　大きく見開いた眼、顔のあらゆる筋肉を用いた話し方、ゆっくりと話す喋り方、このような身体をつくりながら話している人はこのような接し方のほうが、相手がわかりやすいだろうと判断し実践しているのだろう。しかし、これらの所作は本来相手とのやりとりでつくられるものとは異なっている。できるだけ表情や身振りによって自分の要求や感情を伝えようとした場合、日常生活における会話で用いない身振り手振りが生まれ、言語で伝えようとするものと言語以外の手段で伝えようとするものが混在し、結局、何を伝えようとしているのかがわからなくなる。言葉を用いながらの身振りとは異なるのである。

　わたしの言葉が、そしてわたし自身のものでありながらそのわたしが十分に統制できないわたしの表情が、他者の思いがけない言葉を引き出し、さらには他者自身も気づいていない姿勢や身振りや表情を誘い出す。その傾向は言葉が発せられないときにはますます顕著になる。そして、お互いのやりとりが生み出しているその場を受容するのであれ、反発するのであれ、その反応の一つひとつに再び私が反応する。それは他者自身と同様に私自身も気づいていない姿勢や身振りや表情が誘い出されている。私の存在と他者の存在は、こうしていつも共に同じ一つの現在のうちに係留され、その＜今、ここに＞において、互いにかみ合い、交差し、シンクロナイズし合っている。そんな経験の記憶が、この場をつくり出そうする期待を生み出しているのであるが、それは＜身体＞の経験のどのような位相からくるのであろうか。

3. 顔はどこまで広がるのか

(1) 表情と出会う

　人とそっくりのアンドロイドを用いたロボット研究において、人間の顔に

そっくりなロボットとまったく似せていない顔のロボットに出会ったとき、明らかに人間の顔に近いロボットと相対した場合には、人間と出会ったときと非常に近い視線の動かし方をする[1)、注1)]と言われている。この実験からわかったことは「人間は人間とそれ以外のものを区別する強力な能力を備えている」[1)、注2)]ということだ。人間の顔に似ているかそうでないかを一瞬のうちに捉え、結果として視線の動かし方が変わっているのである。

　このような人間の特性を利用して商品が開発されることもある。交通事故を減らす目的でバイクにいち早く注目させるために、ライトの角度やパーツの全体的な配置を工夫して人間の顔に似せたホンダの ASV-3 というバイクがある。フロントのデザインを怒った人の顔に似せることで、いち早く通行人に発見されることを目的としている。街中を漠然と走っていても、こんなバイクが向こうから走ってくると思わず注意を向けてしまう。人の注意を引いて事故を防ぐ。それは人が他者の顔に非常に敏感であるという性質を利用している。

　ここで注意しなければならないのは、このバイクのフロントの部品の配置、すなわちヘッドライトやウィンカーの位置関係は人間の顔を模して作製されているのだが、その配置の関係や構成が人間の顔に似ているデザインだから、通行している人がバイクのフロントを人間の顔に見立て、その顔が接近してくるから注意を向ける、あるいは向けやすいようにしているというだけではないことである。

　むしろ、人間の顔のようなものが向こうからやってくる、勢いよく自分に向かってくるから危害が加わるかもしれない、それゆえ注意しなければならないというような自分にとっての意味、異なる表現を用いればその人間的な意味をも含みながらバイクと出会う中でこそ、そのフロントの部品の配置や構成は意味を持ってくるのではないだろうか。

　実際、街角を歩いて角を曲がった瞬間に目の前にこのバイクが停めてあって驚いて飛び上がったことがある。予期しないときにバイクと出会った驚きだけではなく、誰かがそこに立ちこちらに向かっておそってくる、そんな迫ってくるような顔としてのバイクのフロントに出くわしたとき、筆者は飛び上がり、身を硬くして思わず立ち尽くしてしまったのである。

　そのバイクとの出会いを順に追っていくと、何かがある、ある表情を伴っ

た顔のようなものがそこにある。その後、それがバイクで、しかもそのフロントの部分が人間の顔のようなものであったことにようやく気づく。つまり、その部品の配置や位置関係、フロントの輪郭が自分に迫ってくるような表情のように現われてきたことに驚いて身を硬くしたと後から了解できた。そう考えるほうが筆者にはしっくりくるのである。

(2) 顔は顔だけで身体表現をしているのではない

　バイクのフロントであっても人の顔のようにみてしまう。人や物の顔に生まれる表情とわれわれとの出会い方についての状況を日常生活の経験としてうまく描いている新聞記事があった。2013年8月11日の朝日新聞朝刊「オトナになった女子たちへ」のコーナーで、伊藤理佐さんが執筆された回である。今回のテーマに関係する重要な点が描かれているので、少し長くなるがここで引用しておきたい。

　ちょっと前の話になるけれど、平日の昼間、すいているバスにのんびり乗っていたら、イヤホンで音楽を聴いている小柄なおっさんが不機嫌そうに乗ってきた。
　ああ、イヤホンで音楽聴いている小柄なオッサンが不機嫌そうに乗って来たなあ。
　と、見たままを脳がくり返した2秒後、そのおっさんがお世話になっている雑誌の編集者さんだと気づいた。ど、どうしてこのバスに?!と声をかける前に、目が合ったアチラも、2秒ほどあってから「ど、どうしてこのバスに?!」と同じことを言った。2秒は、ああ若づくりの小太りのオバハンが堂々とすわっているなあ。
　てな、ものだと思われるが（悔しいが、間違っていない）、このように「知っている人」を「初めて見る」のって、おもしろいなあと思った。……中略……そういうふうに「今までの情報」や「感情」が無い状態で、父、母、妹たち、友人、こわいけどオットの人を見てみたい……と思っていた。そうしたら、先日ついに……（とこの後も話は続いていき、その内容も示唆的だが、ここでは割愛する，※筆者）。

　不機嫌そうな小柄なオジサンが乗ってきた。そしてこの人がどういう振る

舞いをするか、そして自分とかかわりがあるかどうかが決定的に重要である。

のんびり乗っている自分の隣に座られて、イヤホンからもれる音が大きいとせっかくの昼のゆったりとした気分が台なしである。しかも不機嫌そうであるから、相手にけげんな表情や視線をおくることさえはばかられるかもしれない。そんなことをすれば逆襲にあうかもしれないからである。このオッサンが誰で、自分とこれまでにどのようなかかわりのある人かということを判断する前にすでに自分にとってもっとも重要となるその人とのかかわり方を決める人間的な意味を伊藤さんは捉えているのである。

伊藤さんは乗り込んできた人が「音楽を聴きながら」「不機嫌そう」と言ったが、そもそもその人がどんな表情をしていたのかについては何も書いていない。仮におっさんが、ガニ股で歩いていた。乱暴に整理券を取った。ドスドスと車内を歩き、どすんと座った。周囲をやたらと見回しにらんでいる、息や鼻息があらい、一人ごとを言っていたなど後から思い返すと、特徴を表現し説明することができる部分もあるかもしれない。だが少なくとも、この2秒の間ではそんなことを逐一考えていない。

それは先ほど紹介したホンダが開発したバイクのフロントと出会ったときの筆者の経験に近いのである。人の顔、バイクのフロントがある表情を伴って現れる。それはその人や物とどのように接するか、その態度を決めるうえで重要な意味を持っている。そして、その接し方や応じ方を決めうる中でよくみればこういう表情だった。さらにこういう構成要素だったということがわかるのである。いずれにしろ、知っている人の「今までの情報」やそのときに湧き上がってきた「感情」がない状態で、その人を「初めて見る」ように見るということは難しいのである。

(3) 表情が生まれるとき

出会ったものがかもし出す意味との関係は強固なものであり、その意味に基づかない表情の読み取りは不可能である。このような事態を哲学者のメルロ＝ポンティは卓抜な表現であらわしている。先ほど引用した伊藤さんの文章と文体も密度も異なるが、語ろうとしている事態はさほど違わない。すなわちわれわれは、どうしたってその人の特徴をそれはその人と出会うことが

自分にとってどのような意味を生み出すのかということをつかまえてしまう。以下のような文章が参考になるだろう。

「われわれは目や髪の色を知らず、口や顔の形を知らなくても、完全に表情を認めうるという事実は、文字どおりに受け取られるべきであろう。それらのいわゆる要素は、表情に寄与するかぎりにおいてしか現前しないのであり、そしてそれらが記憶の中にどうにか再構成されるのも、その表情からなのである。セザンヌの言葉によれば、われわれは画家——或る種の画家——に教えられてはじめて、人の顔をも石と同じようなものとして眺めうる。人間的意味のほうが、いわゆる感覚的記号よりも、先に与えられているわけである」[2]、[注3]

　表情を捉えるとは、顔の輪郭、眉や口の端が上がっているか下がっているか、頬の筋肉が緩んでいるか緊張しているか、つまり、その人が喜んでいるのか怒っているのか、悲しんでいるのか楽しんでいるのかということを、このような表情を構成しているいくつかの特徴から、その表情の意味を構成し判断する、あるいは感じているのではないということを述べているのである。
　同時に相手の状態が自分にどのような影響があるか、どのような関係を結ぶことになるか、そのことを思い浮かべつつ判断する前に一つひとつの顔が、ある表情をかもし出すその表情を構成するものやその特徴をチェックするわけではないのである。自分にとって危険やとばっちりが飛んでこないか、その状況を避けるのか乗っていくのかを決断する前に、あるいは一緒に喜びや楽しみを分かち合う場面の真っただ中で、その表情における顔の各部分は初めて意味を持つことになる。
　われわれは、このような出会ったものとの関係や関わり方を抜きにしたまま表情を見るということは困難なのである。画家の眼を通さなければわれわれは他者の顔や身体を、その表情を物のように見ることは難しい。つまり、メルロ＝ポンティはわれわれは画家の眼を含んだ身体を通さなければ、どうしたってある表情が現れる顔と出会ってしまうという事態を描きたかったのである。

(4) ロボット、バイク、動物の顔にどうしても感情を読み込んでしまう

　われわれが人や物の顔に生まれる表情との出会い方について先に引用した石黒[1]、[注4]が報告するように、アンドロイドにおいては「感情を生成するメカニズムがロボットに実装されていなくても、十分に感情を感じることができる。感情とは、感じる側が相手が持っていると感じる、いわゆる主観的な現象であり、ロボットは感情のメカニズムを持たなくても、十分に感情を持っていると人に思わせることができる」としている。このような事態は人間同士だけでなく、他の動物に対してもみられるだろう。飼っている犬や猫がおなかをすかせたとき、飼い主にとってはなんともいえないかわいい顔をしているように感じる。勝手にこちらがペットの表情を読み取るのだが、それは犬や猫にとって生きていくうえでの戦略であるともいわれている。

　われわれは他者の動きや表情を単なる観察物として見ることは難しく、人間以外の生物や物と出会ったときにも、そこに意味のある表情を浮かび上がらせてしまうのである。それは意味あるものを、あるいは感情と呼びうるものを勝手に読み込んでしまうからこそ、表情は現れてくると表現したほうが正確な事態なのである。

　先ほど画家の眼を通さなければわれわれは他者の顔や身体を、その表情を物（単なる観察物）のように見ることは難しいとメルロ＝ポンティが述べていたことを紹介した。だが事態はもう少し複雑なようである。同じメルロ＝ポンティの他の著作である『シーニュ』[3]には次のように書かれている。

「古典的な肖像画における人々の顔は、常に、なんらかの性格や情熱や気質をあらわそうとしており、――つまり、常に何かを意味しており、――古典主義絵画に描かれている赤ん坊や動物たちは、人間の世界に入りこもうと熱望していて、それを拒否しようとはほとんど考えていないのであって、これらの顔や赤ん坊や動物たちは、世界に対して、同じような「成人」的人間関係をあらわしている」[3]、[注5]。

　そもそも美術館などで絵画を鑑賞するとき、その絵とどの程度距離を取りどの角度から見るのか、少し腰をかがめたり頭を傾けたり、時には目を細めたりする。その絵を見るのに、もう少し正確に言えば、その絵と出会うのに

ふさわしい位置関係や姿勢をとり、目の焦点までが体勢を整えている。

　こうやって出会った絵の顔、その顔はたとえ絵画であっても自分に迫ってくることがある。絵の顔であってもその表情との出会い方はさまざまである。正面から正視することを拒否され自然と視線を逸らしたり、なぜか見ていると恥ずかしくなってその表情をチラチラと眺めたり、あるいは反対にその表情をなめるように見たりと観方はさまざまである。たとえそれが絵画であっても、ある顔と出会ったとき、その顔との接し方、あるいは態度や構えなどが、自分にとってその絵画の顔がどのような存在であるかを、振る舞いとしての見方が指し示しているのである。

　人の顔であれバイクの顔としてのフロントであれ、そして古典主義絵画に描かれている赤ん坊や動物たちのその顔は私を呼び出す。すなわちどう接するのか・向かい合うのかと、不意を打つように迫ってくる。

(5) 似ているからこそ

　顔は見られるべき視覚的なイメージ、すなわち単なる像や記号ではないことを絵であっても実感する。だからこそ、バイクのフロントも絵画の動物の顔も、自分とは何の関係もないものとして見ることは難しい。たとえ画家の眼を通してもその顔を単なる石のように見ることが難しいのである。このような顔が持つ人を引きつける吸引力、そして絵画における人間の顔と動物と新生児の顔の親和性について考えるに当たって、哲学者のエリザベート・ド・フォントネ[4]が以下のようにとてもおもしろい記述をしている。

　画家の中には、仮定上の両極端つまり人の顔と動物の顔を結ぶ鎖の端から端へと間断なく行き来できるぼかしによって、否定されたこの類縁性を把握しようと試みた者もいると文化人類学者のレヴィ＝ストロースが『野生の思考』の中でシャルル・ル・ブランの二枚の版画を載せながら述べている言葉を紹介している[4],[注6]。それは「モリフクロウから人間に、あるいは人間から狐へと感じ取れないほど、少しずつ、いかに移行しうるかを表現しているのである」[4],[注6]とフォントネは述べている。そしてレヴィ＝ストロースは「こういった絵に見られる顔の角度のバリエーションは確固たるものとみなされている動物に対する人間中心主義的な差

第5章 あなたと私のやりとりを支え、交流し続ける身体の営み

異を土台から揺るがすものとなっている」[5]、[注7]と指摘している。

 例えて言うなら、人間の顔をライオンの顔に似せて描くのはさほど難しくはない。しかし人間に似ていないライオンを描くのは、それよりもずっと気を使う作業となる。つまり人間とライオンのように違う種であってもどうしても人間の顔のように描いてしまう、あるいはそのようにしか描くことができない。あるものを違うものとしてそのまま捉えることは難しいのである。
 そうするとはじめに問われるべきは、人間とそれ以外の動物との差異を人間がどこに見出すかではなく、まず人間とそれ以外の動物とに分けるに分けられないものがあって、そこから人間はどのようにして人間らしい顔というものを身につけ、そして見出してきたのか、つまり人間と動物の不可分な領域からどうやって身を引きはがしてきたかということになるのかもしれない。
 石黒は、ロボットが人間の顔に似ているかそうでないかで明らかに視線の動かし方が変わると述べていた。それは人間やロボットや動物の顔がどこかで連続している。すなわち顔としての性質や特徴を有していることが表情とともに現れてくるからこそ、あまり人間の顔のように見えないものを見るときと比較して、視線の動かし方、あるいは使い方が変化するのであろう。比較しその微細な違いを見つけられるときには、お互いを比較する対象同士になるようなあるまとまりとして括ることができる。そのような共通性を持ち合わせているからこそである。もしまったく違えば、そもそも「差」というものが意味を持たなくなるのだろう。
 この話と次元は大きく異なっているが、普段の生活で差を見つけ、差を感じる経験の例として、本章の最初にお店の人が左右の手にトンカツ定食を持っているとついつい大きさを比較してしまう。私たちにはそんな面があるのではないかという場面を記述した。微妙な差だから、お互い似ているからこそ気になり、そして妬み嫉妬することがわれわれの日常生活においてはあるという点について哲学者のヒューム[6]、[注8]は次のように述べている。

「われわれの容姿、家、身の回り品、家具などの美しさ、または醜さによってわれわれは誇りを持ち、あるいは卑下するようになる。ところが同じ性質でもわれわれとなんの関係もない主体に移し変えられると、これらの感情のどちらにも少

しの影響も及ぼさないのである」。

　近所に似たような家が立ち並ぶ中、少しだけ立派な駐車場に高級車が停めてあると、自分が住んでいる家とは比較にならないほど立派な家に停めてある高級車を見るときとは異なって、妙にうらやましく感じてしまう。もっとお互いの境遇が似ている者同士、例えば同期で入社したから給料にそれほど差はないはずなのに、同僚の彼だけは毎年海外旅行に行っていることを不審に思う。実家が金持ちなのか、あるいは何か臨時収入があったのか、想像は膨らむばかりである。他にも平社員は主任や係長に対する妬みや嫉妬を社長には抱かない。名のあるプロスポーツ選手は、自分と同じくらい活躍している選手から受けるほどの嫉妬をアマチュア選手からは受けない。嫉妬を生むものは、人との大きな不均衡ではなくかえって近似性なのである。

　自分と比較の対象としての他人との差、ここにあるものとあそこにあるものの差、いずれにしてもそれぞれの特徴や性質を捉えていないと比較することができない。すなわち差を感じることができない。だが差を捉える営みの背景には、比較するもの同士に程度の差はあれ同じものを持ち合わせているから比較することもできる。われわれにはそんな働きが隠されているのではないか、この点についてこれまでさまざまな例を通して考えてきたのである。このことが先ほどから検討している言葉を話せない人と出会ったとき、あるいはある表情を伴った顔と出会ったとき、もう少し正確に言えば人と出会うときにも重要な意味を持ってくるのである。

4. 状況に参加するということ

(1) 出会うまでは偶然、出会ってしまえば必然である

　人の顔であれバイクの顔としてのフロントであれ、そして古典主義絵画に描かれている赤ん坊や動物たちのその顔は私を呼び出す。すなわちどう接するのか・向かい合うのかと、不意を打つように迫ってくる。顔は肖像や表情ではない。もちろん視覚的なイメージすなわち単なる像や記号でもない。そして顔は解剖学的に顔という場所だけに限定されるものでもない。ある表情

を伴った顔を持つ身体が迫ってくる。その顔とともに差し出される身体とどう向き合い付き合うのか、あるいは対峙するのか、いずれにしろ接し方や応じ方など関わり方を決めていかなければならない。

　たとえロボットでも人間の顔のように眺めている際のその視線は誰かに、あるいは何かに向けるものであり、その一方で視線は自分に向けられるものとなる。こうした視線との出会い方がすでに他者を前提にしているものである。

　われわれの目の動きには、目をうかがう、目を追う、視線をそらす、凝視するなど無数の対他的（他者に対して、他者との付き合い方など）、そして対身体的（他の身体に出会ったときの振る舞いなど）な意味を持っている。「目を伏せる」という振る舞いに顕著にあらわれているように、身体の振る舞いは他者の身体に密接に関わり、時には隠す、欺くという駆け引きを演じることによって、あるいは一目を置く、目をかけるなどという表現が指し示すように人間関係、社会的関係までも意味する。目の動かし方そのものが、そして目の使い方をあらわす表現は、動作や行為を行う生活空間に新しい次元を備えさせていることを的確にあぶり出しているのである。

　例えば、目が合うということは、こちらが見ているその目を持った相手がいるところから、すなわちその目のある位置からこちらの目を見ているということを見て取ることでもある。この世を生きている相手が自分以外にも確かにいるということを認めることであり、そこに自分とは異なる動きをして、自分を支えもすれば、脅かしもする存在を認めることになる。

　それゆえ他者と目が合っただけで、そこに自分に手を差し伸べて抱きかかえようとする他者を感じたり、あるいは逆に自分のほうに襲いかかろうとしている他者を感じ、「他者の生きている〈もう一つの世界〉がもっとも強く意識される場になるのである。そこにおいてはすでに私たちは、他者が自分とは違うもう一つの世界を生き、その世界の中に自分を組み込み、自分に向かってなんらかの働きかけをしようとするのを感じ取っている。だとすればわたしたちと目が合っている犬や猫でさえも、他者（犬や猫を見ている私たち）が自分とは違うもう一つの世界を生きているということを犬や猫でさえも知っていると言っていいかもしれない」[7]、[注9]。

　しかし、犬や猫は色が見えないといわれている。それゆえ、われわれが見

ている世界とは見え方が違うかもしれない。また犬は人の何千倍も鋭い嗅覚を持っている。視覚世界も嗅覚世界もわれわれとはまったく異なっている以上、われわれとは知覚世界がまったく違うあり方をしている可能性がある。運動においても四本脚で歩くのと二本脚で歩くのとでは視線の高さ一つ取り上げてもまったく違う。だから犬や猫とは見えている世界も感じる世界もまったく違うという考えも確かに成り立つ。だがどんなに生きている世界が違っても、出会ってしまえばお互い関係せざるを得ない。

　例えば、山奥を歩いていて熊と出会った際に、そもそも生きている世界が違うからといっても無駄である。出会ってしまえば食うか食われるかの関係になる。走っても泳いでも熊に速さでは勝てない。木登りも熊のほうが上手である。最後の賭けで死んだ振りをするか一か八か戦いを挑んでみる。偶然でも出会ってしまえば、こちら側がいくらかかわりを持たないでおこうとしても、もはや知らん顔はできないのである。逃げるか、戦うか、死んだ振りをするか態度や対峙の仕方を決めなければならない。出会ってしまえば必然になってしまうのである。すなわち日本ではいくら熊と出会う確率が低くても出会ってしまった以上、相手が空腹かどうか、私を襲おうとしているのか否か、そしてそれらを捕えることができるのかどうかという問題はとりあえず脇において、どうするのか考え行動を決断しなければならない。

　このような場面と白衣を着て、医療従事者として病院で患者のある表情を伴った顔と出会い、その身体と向き合った場面を同列に扱うわけにはもちろんいかない。だが患者に出会い、その人との時間感覚がいくら異なっていると感じても、あるいは自分がいるようには見ておらず、そして目を合わせてくれない患者であっても、ある表情が生まれている顔を伴った身体と出会い向かい合ったとき、そこには関係性が生まれる。その中でやりとりをどうするのか、前述の 2. (1)、(2) で浮かび上がってきた課題が再びあらわれてきた。この点について、もう少し考えていきたい。

(2)「もう少し動くことができれば」という思いの前提に

　ある人間的な意味を持って差し迫ってくる顔がある一方で、一見何も求めてこないような顔がある。まったく無表情で向かい合っているこちら側の存

在をまったく無視しているような顔、あるいはあたかも私が存在しないかのようにこちらを見ている顔、だが、このように見えたときにはすでにこちらの振る舞いを凍りつかせ、感情を波立たせている。何も求めてこない顔というものは、そうお目にかかれるものではない。

　例えば、パーキンソン病の人が寝返る際や歩き出すときになかなか動き出しにくい、動いてもうまく制動できないことに周囲の人はイライラする。仮面様顔貌と呼ばれるその表情が、われ関せずというような表情を伴った態度にみえてしまうことが、さらに瞬きをほとんどせず一点を見つめたままの視線がイライラにいっそう火をつけてしまう。患者本人は心の中で本当はどう思っているか確かめることができないにもかかわらず、感情が揺さぶられるのである。特に小さい体の人が、重たい体の患者の歩行を手伝う際や排泄や更衣を手伝うなどの介護する場合、よりいっそうなぜ動作に協力してくれないのかと感じられる。こうして動作や行為を手伝う人は、相手のできることとできないこととの差を見つけ出し、できることを基準にできないことの原因を探ろうとするのである。だが「もう少し動くことができれば」という医療者や介護者の思いの前提には、今は期待するようには動けていないという否定的な判断が隠されている。さらに言えば同じ身体だとどこかで思っているからこそ、もっと動けるはずだ、なぜ動けないのかという思いが隠されているのである。手伝う側の人がイライラする背後には患者と自分の身体の違いに気づきながらも、一方で同じような働きを持っているという前提があるからこそ、うまくやりとりできないことにいらつきを感じるのである。まったく違うもの、ここではお互いの身体に共通した働きがない、そんな異なる身体であれば、それほどいらつくこともない。

　ただ筆者には患者とのやりとりにおいて、多くの場合、どこかで患者の身体とつながっている感触のようなものがある。筆者にはそう感じられる場面が確かに存在する。例えば、患者と一緒に歩いていると、徐々に高まってくる緊張、速く荒くなる呼吸、震える身体、すくむ脚、ためらいが、あるいは患者の恐怖感や痛みが自分の身体に重ね合わせられるように感じられることがある。だが、もちろん患者がどのような世界を思い浮かべているかそれを正確に再現すること（あまりにも個々の条件が異なるため）、そしてその真偽を確かめることは他者に起こっていることである以上、原理的に真偽を確

かめることや再現することは不可能である。しかし、置かれている状況になんとか応じようと繰り広げられる患者の、その身体の使い方に参加することはできる。身近な例では、患者と共に歩く場面や患者が座っている車いすを押すという場面が挙げられる。

(3) 光景に出会いそこに住み込み生活するということ

　脳卒中を発症後、すでに歩けるようになっている人が検査の都合などでたまたま車いすに乗って病院の廊下を移動する際に、われわれの興味を引く現象がみられる。車いすに乗せてもらっているその人が、あたかも自分で歩き移動するつもりで車いすに乗っている場合には、他者に押してもらっているのだからじっと動かずに安心して楽に座っていられるはずなのに、周囲に向けて頭や眼をしきりに動かしている。それは車いすの進むスピードや緩急のリズムと共振しているかのような状態のときもあれば、時に独立したリズムを形成しているときもある。このように一見、奇異にみえる振舞いも、光景の知覚的な意味になんとか身体が応えている様を物語っている。それは廊下を歩いて移動する人が、周りの人の歩く調子に合わせて行き来するあるいは物に衝突して壊したりしないように、周囲の人や物との位置関係を常に捉えているのと同様である。

　われわれが病院の廊下を歩いている際には、壁や床などの連続した面の継ぎ目や切れ目、また物が置いてある場合はそれと壁や床との境界線など、身体の動きに伴う光景全体の変化を身体を通して捉えている。廊下が狭くなり、壁面がやや迫って見えるときは身をすぼめ、あるものとすれ違うときも歩みのリズムを変えて光景全体の流れをゆっくり受け止めながら、身体の向きを変えつつ進行方向を保っている。同様に、光、色、パターンの変化・不変化などを視野全体で感じつつ、こちらの方面は広がっているとか、逆のほうは塞がっていて進めないとかということを感知し、部屋の出入り口や曲がり角があることに気づくことができる。

　われわれの身体は、注意を向ける先を刻一刻と変えながら、周辺視野としての光景全体の促しに応じて、調子を絶えず合わせ直すことによって行動や態度を繰り出している。光景は身体がそれに応答すべき意味をそれ自体で有

しており、逆に身体の応答は、そのような意味を自身で示しているといえる。ここでの文脈に即して言えば、車いすに乗って押してもらっている間も自分が歩いて移動しているつもりの人は周囲を見渡し、目の前に広がる光景に参加しており、身体各部に協調したリズムが見出される。車いすに乗って脚は動かしていなくても、歩いて移動するつもりで車いすに乗っている人は、その状況において自分のできることを探る行為として頭や眼を動かすということがあらわれているのである。

　それは車を運転する際にみられる現象と似ている。例えば、交差点を通過する際は人が飛び出してこないか、前を走っている車が急に進路変更しないかと運転のため予測しなければならないことが多いため、周囲を確認することも増える。頭や眼を周囲にしきりに動かすことが多くなるのとは反対に、ハンドルがぶれないように慎重に体を動かすために筋肉は緊張して力が入る。呼吸もだんだんと小さいものに変化していく。時には呼吸をとめたりしている。

　このようにわれわれの身体は各部を大小さまざまなリズムで動かすことができる。そして異なるリズムが互いに協調しているからこそ、集中を高めることや注意を向けるべきところに安心して力を注ぐことができる。身体各部が協調しながら、さまざまなリズムで動く中で頭や視線も動かしながら、道幅や進行方向や速度を光景の流れとともに捉えている。このような身体の運動感覚を伴った知覚に裏打ちされているからこそ、われわれは安心して動くことができるのである。そんな身体の働きに支えられつつも、そのような身体の使い方の中に、事故を起こさないためにどのあたりを注意してみておくべきなのか、その集中を高めている様子が現れている。状況から問いかけられている身体にとっての意味は、身体表現として現れるものでもある。

　交差点に差しかかってドライバーはアクセルをゆるめる。それはあちこちに視線を動かし周囲を確認するための動作が増えたから、あるいは正面を見ている時間が減少したためにスピードを落としたのでもない。むしろ反対に周囲を確認しないといけない状況に応じて、ふさわしいスピードや身体の動きになったのである。

　病院の廊下で車いすを押す際に、廊下を歩く人とすれちがうために相手の進行方向や速度を読みながら相手の進行方向が変化しても、すぐに対応でき

るように準備しながら押す。廊下のつなぎ目の小さな段差が近づくにしたがい、衝撃が小さくなるように車いすの速度を落とす。病室の出入り口から出てきた人と出会い、頭が衝突しないように少し廊下の真ん中を通って車いすを押す。これらの行為は後から車いすの押し方を変えた理由を説明しようとする際の言い方になる。だが事態は交差点に差しかかった車を運転するときのように、車いすを押すうえで周囲に注意を向けなければならない状況があるから、いつのまにかそれに応じている。その過程で生まれてきた車いすの押し方である。そうすると車いすに乗っていても歩くつもりで乗っている人と車いすを押す人それぞれが、移動する際に繰り広げられる光景の意味に応じてふさわしい身体の使い方があらわれるとするならば、お互いの身体の使い方が、その光景の意味を指し示していることを互いに捉えられるとともに、運動面においても協調できる可能性が生まれるのである。それは各人の光景の意味が、身体表現として現れてくるからである。

(4) 状況に参加するということ

　車いすを押してもらっているもともと歩けない人、そして歩けるが車いすに乗ったとたん押す人にまかせっきりの状態になった人は、歩くつもりで車いすに乗っている人とは身体の使い方が異なる。自分で移動するつもりがなく、単に車いすに乗っているだけのように感じられる患者、例えば半側空間無視やプッシャー・シンドロームを呈する人たちに多いが、視線は所在なく一点を見ている。あるいは人によっては一定のリズムで周囲を見回している。両者ともその視線には何かを見ているという力はない。病院の狭い廊下で人が突然現れても、あるいは人とすれ違うために車いすを壁際に寄せても驚いた様子をみせない。病棟の廊下のつなぎ目の段差のために進むスピードを落としても、そのつなぎ目など周囲に視線を送ることはない。

　渡り廊下になり、突然周囲が明るくなり風が頬をなでても周囲を見回したりしないし、気持ちよさそうな素振りをみせない。相変わらず一定のリズムで頭や眼を動かしているが、その動きは規則正しい。また患者の中には前述したような頭や視線を右側に向けたまま一点を見つめ瞬きもしない人たちがいる[8]、[注10]。

車いすを押している自分が気持ちいいと感じる状況においても、患者はそのように感じていないようにみえる。だが、それを確かめることが患者とのやりとりにおいては大事ではないだろう。同じものを感じているとしてその同じとは何か、それをどうやって確かめるかという問題がある。しかし、車いすが進んでいるという行為において、各自の光景の意味に応じている身体が現れ、時に寄り添い、時に違う振る舞いをする。一致していないからそれぞれの認識が合わないということに着目するのではなく、むしろ自在に態度を変化させながら、共に二人でしかできない行為を探ることができるという身体の働きや営みにこそ注目すべきだろう。それはそれぞれが特徴を持ちながらもどこかで同じものを持っている、そんなお互いに共通の部分や領域があるからこそ可能になるのである。ただ、その営みはなかなか言語化できないためにこれまでほとんど語られてこなかった。

　本章ではその点について、丁寧な記述を試みながら考察してきたのである。なぜなら患者と共に動き、患者が動作や行為を行ううえで困難を伴う状況を実践家として患者の言葉では的確に指し示すことのできない、あるいはそもそも言葉で表現できない人たちのそういう感情や意図を捉え交流し応じられる、そのような身体を探り、導き出すことがわれわれには必要だからである。転倒しそうで怖いという状況が患者においては患者の身体を強ばらせる。それは足の裏の筋肉や瞬きをしないという表情にまで現れる。われわれなら歩みをゆるめ、時には立ち止まる。転倒を避けようと周囲の人に身体を支えてもらおうと助けを求める。周囲を巻き込みながら状況を乗り越えていくことができる。これが脳卒中やパーキンソン病の患者にはできない。転倒しそうで怖いと思う状況であるほど、周囲とのやりとりの回路が減ってしまうからである[9)][注11)]。

(5) 二人でしかつくれないリズムがある

　歩いて移動するにしても、車いすに乗せてもらっていても移動しながら繰り広げられる光景が自分にとってどのような意味があるか、その意味に応じている身体の使い方や働きの中で生み出されるものが頭の動きや視線の向きであり、注視の程度も転調する身体に応じて変化するのである。それは曲の

メロディが転調するように、状況に応じて身体の使い方が変わっていく。そんな転調する身体が、歩ける人が車いすに乗って移動している際にも現れてくる。このような事態はどこを歩くか、誰と歩くのかによって歩くリズムが変化する。

いつもはゆっくりとしか歩けない人が、「あんたと歩いたら何か元気になった気がする」と言う。あるいは、「若い人と腕を組むと若返る」と言う患者たちが、筆者と歩くと実際に速く歩けるということがある。患者と筆者の歩くリズムはまったく違うのに、二人で歩いたからこそ生まれる間合いがある。やがて、筆者が腕を離しても、患者はしばらく二人がつくったリズムで歩いていくことができる。二人でしか生まれないリズムがある。

つまり、自己の歩いている身体の成立は他者との関係でそのつど構成されることになる。それゆえ、筆者の身体と他者の身体が状況に応じて、ある課題を共に遂行できるともいえる。例えばメルロ＝ポンティの著作である『parcours』では、「私の行為と他者の行為という二つの項から成る全体として働くシステム」[10]、[注12] をなしていると述べられている。だからこそ筆者と他者の身体は「二つで一つの行為を成し遂げる」ことができるのである。

もちろん、このことは他者の身体が自己の身体との区別がないことを意味しているのではない。メルロ＝ポンティの主張は、「他者の身体の知覚は、自己の身体の成立にとって構成的であり、かつその構成的関係は人間のある段階において完結することなく常に再開されるのだ」という点にある。順に説明していく。まずはそれぞれの体に刻まれたリズムがあるからである。患者の脚がすくんだり立ち止まったり、歩くにしたがって歩幅が小刻みで早足になり、最後は制動できなくなっても、皆それぞれの歩くリズムがあるからこそ二人でしかつくれないリズムで歩くことができる。そんな現象も現れてくる[11]、[注13] のである。

さらに相手の歩くペースに合わせたり、あえて自分のペースに引き込んだりそんな相手の歩くペースとのやりとりやかけ引きがあるからこそ、歩きながらペースやそれこそリズムを変化させることができるのである。単に相手のペースに合わせるという状態とは異なり、目指すべき歩行のリズムをお互いが一緒に歩きながら探っていく営みには、一個の身体の中で感覚や運動が相互に連絡し協調し合うのと同様に、身体における諸感覚と運動の交流が、

行為を共に行う中で、複数の身体から成る交流を生み出すこともできる。一つの身体の中で連動するはずのリズムは、共に動くことによってわれわれの身体の間を交流し、共に動くことによって新しい仕方で働き出すこともできるはずである。

5. やりとりを続けるために

　息が合わない、間が悪い、タイミングが合わない、波長が合わない、やりとりがうまくいかず、調子が狂う、そんな会話のリズムにのれずコミュニケーションが成り立たない場面が、生活を送るうえでは多々ある。だから言語、あるいは非言語的手段にかかわらず、やりとりを成り立たせるための、つまりコミュニケーションを成り立たせるために相手とのやりとりを可能にする回路をたくさん持ったほうがいいという考え方がある。だから相手との会話の波長を合わす、それを会話のチューニングを合わす、あるいはチャンネルを合わすと表現して、やりとりを行うための手段や回路をたくさん持つ必要がコミュニケーションでは大事だというのである。

　しかし、もう少し丁寧に考える必要はないであろうか。もともと他者と交流するための回路は自分だけでは捉えきれないくらいたくさん持っていて、どの回路を使うかはそのつど変換できる。また回路自体も変容できる能力をわれわれは持っているのではないだろうか。だからこそ、言語を介した会話だけでなく、眼の使い方を含めた表情や身振り手振りや姿勢など運動性を伴った非言語的手段を用いながらのやりとりがみられる。そう考えてみたい。

　会話において聴く／話すという役割は固定されることなく、交代、時にはぶつかり合いながら、話の節目やまとまりを発見、再発見していく。話が本筋からそれているということが逆に本筋の在処を示す。すなわち、何度も表現を変えて言い直す。話しているうちに言いよどんでしまう。突然、言葉が出なくなってしまう。反対に話しているうちに次々と言葉が口をついてくる。これらは今この場で、あるいは今から会話すべき内容であるかどうかを捉えつつ、それをお互いが共有しているから、これ以上この話を続けるべきではない、あるいはもっと言葉をつくすべきだというふうに会話を続けていくことができるのである。

　また、ある発言が自分にとって、とてつもない意味を持つかもしれないこ

とがいまだわからないまま、しかし、何度もそこに立ち戻ったり、離れたりする。このような語るべき内容やその語り方を共に探索していく可能性が、聴く／話す営みの交換の中には秘められているのである。だから言い直し、語り直し、さらに動作や行為をやり直すというこだわりも生まれる。いずれも他者とのやりとりが、そして自分が他者から見られている存在だということが前提になっているのである。だから自分を見ていない・注意が向かない目、あたかも自分が存在していないかのような相手のその目に恐怖や怒りを感じるのではないか、あるいは援助者として本人の前に立つとき、どのような態度で臨むべきかとまどいが生じるのである。

　援助を必要とする人も援助者らもそれぞれ二度と繰り返されることのない状況の中で生き、日常的な反復にみえる動きもそのつど異なった仕方で編み出されている。このような生活の状況は、医学的な検査や動作練習の場とは異なり創意と工夫に満ちている。実際、援助者が予想もしなかった動きに生活の場面で出くわすことも少なくない。そんなとき、自分は身体の使い方を知っているのか、一人では出会うことのない身体があるのではないか、繰り返し自問することになる。

　そして相手とのやりとりの回路にどれほど差異があるようにみえてもどこかで連続性を感じ働くことができる。そんな共通の領域を持った働きや営みを時に共有し、またあるときは分有できる身体同士が出会っているのである。

　それはバイクのフロントや動物の顔、さらにロボットの顔や赤ん坊の顔がどこかでつながっているからこそ、その差異に気づくことができるのと同様である。話が合わない、やりとりが続かない。このとき「合わない」ということがどうしても目立ってしまう。だが、その背後にはやりとりをなんとか続けようとする中で、ようやく見つけ出すことのできる身体同士を交流する回路、あるいは自分でも気づくことができないが、やりとりを支えている回路が生まれ会話を支えているはずだ。つまり、われわれの身体間の差、差異だけではなく、それぞれの身体において共通して働いている身体の働き、身体間において地の部分や領域として働いている営みを踏まえつつ、身体のつき合い方を考えていく必要があるだろう。

　身体と丁寧につき合い、身体の働きや営みを探るのは時間がかかるが、それでも〈身体〉を探り、〈身体〉に問いかけ、〈言葉〉による会話と〈身体〉

が話す＜ことば＞に耳をすます。そんな身体を通して身体で考える、そして身体が生み出す状況に身体で参加していく。そろそろそのような覚悟と実践が必要であり、そのための準備が今のわれわれにも求められているように思われる。

〈文献〉
1) 石黒　浩：アンドロイドサイエンス―人間を知るためのロボット研究. 毎日コミュニケーションズ、2007 年
2) メルロ＝ポンティ（著），滝浦静雄、木田　元（訳）：行動の構造. みすず書房、1964/ 1969 年
3) メルロ＝ポンティ（著），竹内芳郎（監訳）：シーニュ1. みすず書房、1969/2005 年
4) エリザベート・ド・フォントネ（著）、石田和男、小幡谷友二、早川文敏（訳）：動物たちの沈黙―動物性をめぐる哲学試論. 彩流社、2008 年
5) レヴィ＝ストロース（著）、大橋保夫（訳）：野生の思考. みすず書房、1976 年
6) ヒューム（著）、土岐邦夫、小西嘉四郎（訳）：人性論（中公クラシックス）. 中公論新社、2013 年
7) 浜田寿美男：身体から表象へ. ミネルヴァ書房、2002 年
8) 玉地雅浩：空間知覚は身体表現と共になされるものである―左半側空間無視の人はパースペクティブを失うことは出来るのか. 臨床哲学　13：2-22、2012 年
9) 玉地雅浩：身体が言葉を失った時―非言語的なやり取りから生まれる身体の意味について. 医療・生命と倫理・社会　9：66-81、2010 年
10) PA：*Parcours,* 1935-1951, Verdier, 1997（PA）
11) 玉地雅浩：あふれ出す身体―理学療法の現場から. 石川　准、荻野美穂、市野川容孝（編著）：身体をめぐるレッスン 3. 岩波書店、pp181-200、2007 年

注）
1) 石黒　浩：アンドロイドサイエンス. 毎日コミュニケーションズ、p243, 2007 年
2) 同掲 p243
3) メルロ＝ポンティ（著），滝浦静雄、木田　元（訳）：行動の構造. みすず書房、p248, 1996
4) 石黒　浩：アンドロイドサイエンス. 毎日コミュニケーションズ、p302, 2007
5) メルロ＝ポンティ（著）、竹内芳郎（監訳）：シーニュ1. みすず書房、p76, 2005
6) エリザベート・ド・フォントネ（著）、石田和男、小幡谷友二、早川文敏（訳）：動物たちの沈黙. 彩流社、p39, 2008 年

7）レヴィ＝ストロース（著）、大橋保夫（訳）：野生の思考．みすず書房、pp184-185, 1976
8）ヒューム（著）、土岐邦夫、小西嘉四郎（訳）：人性論（中公クラシックス）．岩波書店、pp146-147, 2013
9）浜田寿美男：身体から表象へ．ミネルヴァ書房、p229, p231, p232（内容を筆者がまとめて引用した）、2002
10) この点については（拙著「空間知覚は身体表現と共になされるものである―左半側空間無視の人はパースペクティブを失うことは出来るのか」）で詳しく考察している。
11) 光景からの差し迫った意味に多様に応じられない身体は、その光景が持っている意味の一部としか往還運動として展開できないのである。このような応じ方の多様性のなさは患者とやりとりするときに困る。それは患者の身体の使い方に多様性がなくなれば、普段使わない身体の使い方をするからである。そうすると身体を通したやりとりに困難をきたしてしまう。一体われわれはどこまでやりとりが可能なのかという問題が生まれる。この点については（拙著『身体が言葉を失った時』）で述べている。
12) Merleau-Ponty, Maurice : *Parcours* 1935-1951, Verdier, p178, 1997
13) 玉地雅浩：あふれ出す身体．pp198-199, 岩波書店、2007

第 6 章

「存在を肯定する」作業療法へのまなざし

田島 明子

第 6 章

「存在を肯定する」作業療法へのまなざし

田 島 明 子

　ここでは五つの論考から汲み取れるエッセンスを確認し、「存在を肯定する」作業療法へのメッセージを整理したい。

＊＊＊

　まずは熊谷晋一郎氏の論考からである。重度身体障害を生きる熊谷氏の論考を読み、まず気づかされるのは、日常はさまざまな作業との関係を構築することで成立する場であり、その場での「自立」はとても重要なことであるし、その営みが「自立」的であると判断される中に、さまざまな階層の微細な「自己決定」が要求され、さまざまな物との強制関係における適応があり、未来的な予期の必要にまで至っているということである。
　しかもそれは「自立」的に行えている人間にとってみると、その営みで生じる多様に織りなされる「依存」には気づかずに、自分は自立していると思い込み、物との適応関係においても、もしかしたら物によって強制されている行為に対しても「自律」していると信じ込み、錯覚して日常を過ごしている可能性である。
　ほとんどの専門家は、いわゆる「健常」の身体を生きており、「自立」的に生きているため、逆に「自立」的に生きるということの中に、どのような

事象が生じているかに気づかずに「自立」的に生きているといえるのかもしれない。熊谷氏の論考は、そうした盲点を鋭く突くものであり、しかも物とのかかわりを考えるうえで、日常性を持つ作業がいかに大事な作業であるかを示唆している。

日常的作業は、特別な意味を見出しづらい作業であるという理由からは、それほど重視されていない作業であるかもしれないが、障害を持つ身体を生きる人たちにとって、日常的作業は日々繰り返し行われることであり快適に過ごしたいし、また他者や物との接合において自己判断を必要とする機会が頻繁に生じやすいので、「健常」の身体を生きる人たちより、はるかに意識したり考えたりする機会を得ているのだろうことが想像できる。

そして、「自立」の真の意味は、「multi dependence」であり、多様な依存先を持っていることであると熊谷氏は結論づけている。つまり、依存には深度と依存先の多さが関係しており、一見すると依存先の多さが「自立」しているかにみえる傾向を示しており、逆にアルコール依存症者のアルコールへの依存など、一極集中で依存を深めてしまっている事態は依存の過剰として受け取られがちであるが、実は、それは依存の不足を示していると熊谷氏は言う。

また物との関係において、物との適応をあまりに意識的に行わなければならない事態というのは、「自律」感を損なうものであることも指摘している。共同研究者である綾屋紗月氏の朝の一場面における思考の風景が紹介されているが、あまりに自分の行為や思考が物により強制されてしまうようでは、強制されている感がつのってしまい、自由に行っている感覚は損なわれてしまうことが示されている。綾屋氏の例でわかることは、意識的にアフォーダンスを行う状況はまったく「自律」的な行為や思考が途絶されてしまう場だということである。その解決策として、熊谷氏は依存先を分散した環境構成のレイアウト内においてこそ、強制元の集中が減り、意識下のアフォーダンスが形成されやすくなるので、依存先の分散と強制元の分散をセットで考える必要があるとしている。

そしてもう一つ、あらかじめ決定したことを、時間をおいて実行した場合に得られる「自律」の感覚には、安定的に予測可能な身体を持っていることが必要であることも指摘する。

以上のことは、自身が重度障害を生きる当事者である熊谷氏の目線から、従来、作業療法で目標・目的とされてきた「自立」「自己決定」の捉え方に再考を迫る重要なメッセージであるといえよう。療法として対象者の身体に関与するとき、その方の身体のある行為の依存の深さはどうか、依存先はどの程度確保できているか、物とのかかわりにおいて強制されている感じは抱いていないか、身体に対して予期的に安定した感覚を抱いているかなどは、対象者の「自立」や「自己決定」を支えるための根底的な身体と物とのかかわり方に関係している可能性があると思われる。一方で、これまで作業療法学で用いられてきた「自立」「自己決定」という概念が、いかに当事者の生きた感覚からは乖離したものであるかも同時に指し示していると思われる。これらの指摘は、身体と物との快適な関係性を探るうえで参考になる、これまで気づかれることのなかった盲点ともいえるものである。

＊＊＊

　次に立岩真也氏の論考をみていきたい。立岩氏の文章はウニョウニョしており、最後まで到達したとき、スタートラインがどこだったかを忘れてしまうことが度々あるので、まず論考の構成と内容を整理しておきたい。
　目次は以下のとおりである。
　1. 存在を肯定する作業療法はあるか？
　2. 痛みと死をもたらす病に
　3. 障害の諸相、のうちの異なり
　4. できる／できない
　5. 補うこと／してもらうこと
　6. しかし社会は
　7. 仕事の場合は境界が異なってくる
　8. 常に当座できることはある
　さて、それぞれの節には何が書かれてあり、どのようにつながっているのか確認していく。
　まず1は導入であり、「存在を肯定する」作業療法について「わからない」としつつ、気持ちよく生きること、それを妨げないための技術・支援として

暫定的に定義し、身体への働きかけ、「なおす」ことについて考えるとしている。

2では、「なおす」に関係する、障害・病に関わる五つの要素のうち、病に関わる二つを提示している。それは「死ぬこと」と「苦痛」である。つまり、「なおす」ことには「延命」や「苦痛を緩和すること」があるとする。

3では、障害に関わる三つを提示している。「できなくなる」「普通でないこと」「加害（他害）」である。それらに対して、「なおす」営みは、「できるようにする」「普通にする」「加害的でないようにする」ことを目指すが、これらは他者の好みによって、その人に負荷がかけられている（自分を否定する）ことが往々にしてあることに注意喚起し、「適応」（のための実践）はそれ自体として正当化されないとする。

4では、できる／できないの対応について、(1) 自分でする、自分でできるようになる、(2) 自分ができるために、自分以外の人・設備を使って補う、(3) 他人にやってもらう、の3つを挙げ、大きく分け (1) がリハビリテーションにおける「なおす」営み、(2) が障害学でいう「社会モデル」の考えとしているが、現実的にはそれらは対立する考え方ではなく、どれがよいと言えるものでもないとしている。そのうえで、それらには当の本人にとって、それなりによい点があることを述べている。そして「できない」ことの問題は、むしろ他者からみたときにあることを強調する。つまり、本人にやってもらったほうが楽だし、費用がかからないわけで、「できる」ことは他者にとってよいことであるというわけである。

5では、補うこと／してもらうことの区別を考えつつ、消費・消費しながらの生活と生産・労働の場面を分けて考える必要があること、そして、それらの区別を考えることは、「自立」や「自己決定」の意味や意義を考えることにもつながることを指摘している。

6では、われわれの生きる社会の財と人の価値の配置について、生産した分、あるいは能力・生産に応じた分（だけ）を取ることを正当とした社会のきまりがあるとし、社会の成員にとっては、できるように負荷がかかるような仕組みになっていることをまず確認している。

4において、できる／できないの対応について三つがいわれたが、基本的には、できる／できないことと、暮らせる条件・人への価値の付与とを別に

し、できる／できないがどうであろうと暮らせればよい、得られるべきものは得られるべき、そのことが大切であることを述べている。

7では、しかし以上のことが、仕事・労働となると別様の条件が付加され、誰にとっても得られるものにはならないこと、特に何か補いがあればできるといった身体状況にある人（相対的にできない人）の場合に考えるべきことが面倒であるとしつつ、「その人が働くことを希望する場合、働けるようにすることは支持されるし、その際には、仕事を分けることを考えるべき」という。

8では以上を踏まえ、支援にあたる人（作業療法士）に対して、現実を所与にして動かざるを得ない状況があり、それが対象者にとっての不利な状況を維持することに荷担する可能性を指摘しつつ、その「圧」を減らす方向に働きかけることも可能であるとする。つまり、時には「できるようになる必要はない」「そんな作業をする必要はない」ということもできるし、一方で、（職分を越境するかもしれないが）そうした社会のきまりや仕組みに抗する働きかけをすることもできるという。

以上、大雑把に立岩氏の論考を要約したが、ぜひ本文を読んでほしい。なぜなら立岩氏の論考は、その理路をたどる行間の中に読み手にインスピレーションを与える不思議な力がこもっていると感じるからである。

さて、立岩氏の論考から受け止めるべきメッセージであるが、もっとも重要な点は、現在の社会の規則を前提としたうえで、作業療法の障害へのかかわり方や、仕事・労働という作業機会の財がそれを希望する障害を持つ人にとって持つべき財であることが言われ、そのための方法が提示されている点だと思われる。

具体的には、財と人の価値の社会の規則──生産した分、あるいは能力・生産に応じた分（だけ）をとることを正当とする──を前提として、「なおす」というような作業療法の営みが、障害に対して「できること」を促すことに重きが置かれがちになるということ、さらに障害を持つ人が仕事や労働を得ようとするとき、雇用する側や他の働きたいと思う人などの変数が加わり、障害のある人にとってはそれを得ることが難しい状況になるわけであるが、しかしそれでも働くことのうちには、「生きがい」といったその人にとっての気持ちの満足につながる要素もあるため、働きたいと思う人は働く機会が得られるべきであり、しかしながら働く機会は余った状況にあるので、その

機会が分配されるべきであることがいわれる。

　そしてもう一つ重要な点は、現行の作業療法の職分が、こうした社会の価値や規則をみたときに、必ずしも対象とするクライアントにとって利益のある働きかけばかりでなく、それが対象者にとっての不利な状況を維持することに荷担する可能性があるという指摘である。だからこそ「存在を肯定する」──その人が気持ちよく生きる──という前提に立ったとき、職分を控えたり、あるいは逆に職分を超えたりすることが時に必要になってくるし、そちらのほうが肯定されるという点であろう。

＊＊＊

　以上のメッセージは、港美雪氏の論考に連なることがわかる。港氏は冒頭でも紹介をしたように作業科学を推進する研究者として作業療法の世界で知られているが、その港氏の論考が、社会学者である立岩氏の財と人の価値の社会の規則の問題性とその対処法とたいへんリンクしていることが筆者には興味深く思えてならない。

　港氏は冒頭、精神障害を持つ人の就労支援が現状においてうまくいっていないことを述べている。その理由として、障害のない人と同様の働き方を期待していること、支援といっても漠然とした能力向上が目指されてしまっていることを挙げる。そのことがいわゆる「障害受容できていない」という表現につながることや、「精神障害の人が働くことで病状が悪化する」というような偏見やそのような偏見に基づく作業機会からの排除を強めてしまっていることを指摘する。

　それに対して港氏の推進してきた就労支援は、「仕事を社会で分かち合い、当事者が自分に合った働き方を選択することによって、一日でも早く地域で働くことを実現するために、地域活動支援センターの当事者や関係者と共につくり上げてきた取り組み」であり、"ワークシェアリング就労支援"と呼ばれる取り組みである。ワークシェアリング就労支援における作業的理念には大きく二つある。「すべての人に意味ある作業をする機会が必要である」「作業が社会を創造する」である。特に一つめは、「仕事が、個人的に意味のある作業であるならば、その機会はすべての人にあるべき」という、ワークシェ

アリング就労支援における規範的な基礎にある理念であることがわかる。

　そして、「どのように働くことが健康を促進するのか」の問いに答えるべく、このワークシェアリング就労支援の概念枠組みとして、「自分に合った働き方をデザイン・自己選択し、どのようにエネルギー管理し、どのように意味をかなえ、どのように課題を達成しているか」を挙げる。評価と介入の焦点もそこに向けられている。

　港氏には本書の編集会議の際に、共同執筆者らからの要望で、ワークシェアリング就労支援を実践展開していくにあたり出会った「戦い」の記述をお願いした。港氏が上のような支援命題・哲学・理念を掲げて行ってきた実践が周囲とのコンフリクトを生んできたことは容易に想像できたし、そこにこそ、港氏のこのワークシェアリング就労支援における実践の中核があると思われたからである。

　それをみると、「支援者」と位置づけられる作業所職員、行政、家族からの、精神障害を持つ人の働く機会や、それだけでなく本人の意思を奪い取るような、時に思い込みともいえる言動が数々なされてきたことがわかる。それに対して港氏は、上述した支援の概念枠組みにある作業の肯定的影響力を説得のための説明ツールとして、周囲への理解を促し、実践を展開してきたことがうかがわれる。

　特に（7）の事例は現状の障害を持つ人への就労支援の問題性を明るみにしている事象ではないだろうか。つまり立岩氏が指摘するように、現状は労働市場で働く能力を買われた人のみが働ける社会の仕組みになっており、そうすると障害を持つ人への支援は労働市場で買ってもらえるような働く能力を身につけることが目指されることになる。リハビリテーションを含む医学的な視点においても能力の向上を奨励する形になっている。しかし一方で医学的な視点からは、身体に負荷がかかる働き方は障害や病状を悪化させるものとしてブレーキをかけることにもなる。このことは、立岩氏の指摘する「現実を所与にして動かざるを得ない状況であり、それが対象者にとっての不利な状況を維持することに荷担する可能性」が具体化したものといえるのではないだろうか。

　港氏が展開してきたワークシェアリング就労支援は、立岩氏が指摘する、『対象者に生じる「できる」ための「圧」を減らす』ために作業的理念を生

かし、すべての「働きたい」を実現するべく地域づくりを行ってきた取り組みであるといえる。立岩氏の文章には「その営みは職分を超えたり控えたりしながら」とあるが、港氏の論考をみると、これは作業的理念に基づく、まさに作業療法の職分ではないかと思われる。しかし、現状における困難は港氏の戦歴が物語っている。作業療法士が作業療法の職分を全うに行おうとすれば、現状ではこれだけ多くの軋轢が生じるともいえる。

＊＊＊

　さて次は田中順子氏の論考をみていきたい。田中氏の論考には、関節リウマチの発病によって、ピアノ演奏というご自身にとって非常に重要な意味を持つ作業が思うようにできなくなるという経験により、自己の存在価値を一時見失いながらも、演奏の形態を変更して再びピアノ演奏を行うことを見出し、再び自己の存在価値を取り戻すに至るまでが描写されている。

　田中氏の論考からいくつかのエッセンスを筆者なりに取り出すなら、まず、自分を形成しているとさえ言えるような、その人にとって重要な作業活動を身体変化により失うことのつらさである。「自分を支えていたものを失い、自分の存在が空虚で消えてなくなりそうに感じた。すべてのエネルギーが減衰し、食事もつくれず入浴もできず、感情というものをどこかに置き忘れたようであった。すべてが無機質で、世の中の風景から色彩が一切なくなったように感じた」と田中氏は表現している。

　そうした中、出会ったのがデレク・ベイリーというギタリストの演奏であった。ベイリーは手に障害を持っていたが、その障害をなおすことには興味を示さず、むしろその障害の手で奏でる音楽に関心を示す。そしてその音楽は、既成の音楽の規則をまったく無視した自由なものであった。ベイリーの音楽を聞き終えると田中氏は、さっそく自身のピアノで新しい音の発見を試す。しかしその単調さにすぐに飽きてしまい、聴衆も自分自身もこの音楽に満足は感じられないのではないかとも感じる。とはいえ、障害のある手を持つ自分にしかできない（障害を肯定した）音楽の道をベイリーの音楽は指し示してくれてもいた。そのことは、田中氏の自己の存在価値を取り戻す記録の中で、たいへん重要な転機となる瞬間として示される。これも重要なエッセン

スといえるのではないか。

　そして、ベイリーのCDとの出会いの3年後、発病から10年の年月を経て、大学院の指導教員であり、即興を用いる臨床音楽家でもあるW先生との即興演奏のセッションが行われる。1回目のセッションでは、冒頭、自分の演奏を「不本意」と思っていた田中氏であるが、W先生に「そんなことは求めていない、今のままでいい」と後押しされ、徐々につくられた音楽、つくり出す音楽を楽しんでいる様子がわかる。2回目のセッションでは、1回目のセッションとは裏腹に田中氏はそこに楽しみを見出せず、むしろ自分の内的な音楽が乱され、壊される感じを受ける。即興が終了した直後に演奏されたW先生のショパンに「やはりショパン（既成の音楽）がいいな」と思ったほどである。一方でW先生はこのセッションの振り返りで、「おもしろがってどんどんむちゃくちゃになっていければと思ったが、田中さんはきちんと白鍵という条件の中にとどまった」と言っている。即興演奏の奔放さがうかがい知れる記述である。

　そうした即興演奏の経験の後、W先生との即興ライブが大勢の学生の前で行われる。これは学生からの大きな、そして肯定的な反響を呼び、「障害された指でも演奏が可能だし、プロの演奏家の協力により音楽としての完成度も備わり、未来への可能性が開かれた」と田中氏は感じるに至る。

　こうした経験を重ね、田中氏は次第に即興演奏の持つ障害・存在を肯定する力や未知なるものをつくり出す力を体感するようになる。そして、ピアノ演奏を作業と捉え直し、改めて作業療法士の視点として欠落していると感じている点を次のように指摘する。

　『(その人にとって重要な作業が：田島追記)「できるようにならなかった」場合に何が起こるかというと、存在（＝ being）の価値のぐらつきである。何かができるようになるということ自体はとてもすばらしいことだが、それにも増して重要視しなければいけないのは、「存在の肯定ができるようになる」ということである。』（104頁）

　自己の存在形成に関わる作業が「できるようにならない」場合、どうしたらよいのであろうか。田中氏の場合、既成の音楽の演奏にこだわりを持ち続けていたなら、「できないこと」は続き、「障害受容」が求められる事態になっていたと思われる。田中氏が経験してきたことは、音楽表現の形態のほうの

変化であった。つまり、「存在の肯定」がまずは重視されるなら、そして、その作業をやはり続けたいと思うなら、作業のほうを自由に奔放に姿を変形させることで、その思いが遂げられる可能性があるということである。そのような、対象者の存在・障害価値の肯定を前提とし、作業についての柔軟な形態や価値変容の可能性を持った作業観（作業感）に基づく作業療法を、田中氏は「デュオニュソス的作業療法」——エロティックで陶酔的な作業療法——と名づけている。

　田中氏の論考における主張は、経験に裏づけられたものであることも助け、端的であり、非常にわかりやすい。障害受容論には、障害を持った人がどこからどのように再起のエネルギーを得るのか、そのことが不明確であることが問題であるとした文献[1]があるが、田中氏の論考にはその回答が書かれてあるように思われる。それには、田中氏の心の準備性（発障からずいぶん年月を経ていた）や、田中氏に即興をファシリテートしたＷ先生の存在が欠かせなかったようにも思われるが、作業に着目するなら、田中氏の記述には作業の形態や意味・価値から自由に奔放になることで、かえって作業からエネルギーが放たれるといった事態がみえる。それは一見無意味と思われるような粘土をただ積み上げるといった作業活動をひたすら行う人が、その行いによって余剰的なエネルギーを示していることと何か近いのかもしれない。作業は、無意味・無価値・無形態と思えるものの中にも（こそ）、実は存在（障害）を肯定する強烈な何かが秘められており、その人にとっても、周囲にとっても身体性や存在との和解に至るような未知なる意味が賦与される可能性を持っているのではないだろうか。

＊＊＊

　最後に玉地雅浩氏の論考をみていきたい。玉地氏には、本当に難しい依頼をし恐縮していたと同時に、そのぶん、どんな論考による応答をいただけるのか、非常に楽しみにしていた。

　玉地氏の論考を振り返ってみると、まず、「その人らしさ」をどのように見出すのかを捉えるために、われわれの近似性とともに、だからこそわれわれが、それぞれの違いを見出そうとする心性を持つ存在であることを描いて

いる。たしかに「私らしさ」を私自身が見出すことは難しい。しかし、他者から「私らしさ」を規定されてしまうと、自己のイメージとの異なりにムカついてしまうこともたしかにある。そのように内部からも外部からも規定されつつ、定まりの悪い「私らしさ・その人らしさ」の立ちあらわれる、他者と自己の関係性の場から、「その人らしい能力のあらわれ」を描き出そうとしているのだと筆者は理解した。

　そして、玉地氏はまず「顔」に注目する。われわれが持つ、顔と識別する強力な認識力、顔をみたときに、その人の表情を読み取る先に感情を読み取ってしまうほどの顔に対する強烈な嗅覚。また、表情からその人と出会うことの自分にとっての意味や、自分にとっての影響、どのような関係を結ぶことになるかまでをも想定してしまう、人が顔や表情から読み取ってしまうその人との関係性に至る情報収集力、予期力、好悪の感情…。人と出会うときの顔の重要性がまず描かれている。

　そして次に、顔に連なる、顔とともに差し出される身体にどう向き合い、どう付き合うかについて語られる。「目が合うこと」、それは自分以外の存在を認める、もう一つの世界の認識の契機であるという。そして、「患者に出会い、その人との時間感覚がいくら異なっていると感じても、あるいは自分がいるようには見ておらず、そして目を合わしてくれない患者であっても、あるいは表情が生まれている顔を伴った身体と出会い向かい合ったとき、そこには関係性が生まれる。その中でやりとりをどうするのか」という問題提起がなされる。

　われわれは、患者が「もう少し動くことができれば」と思い、介入を試みたりするが、その思いの前提には、「今は期待するようには動けていないという否定的な判断が隠されている」と言う。さらに言えば、「同じ身体だとどこかで思っているからこそ、もっと動けるはずだ、なぜ動けないのかという思いが隠されている」と言い、「患者と自分の身体の違いに気づきながらも、一方で同じような働きを持っているという前提があるからこそ、うまくやりとりできないことにいらつきを感じる」のだと述べている。その一方で、「患者とのやりとりにおいて、多くの場合、どこかで患者の身体とつながっている感触」があるとも表現する。

　そして、われわれの身体は、「注意を向ける先を刻一刻と変えながら、周

辺視野としての光景全体の促しに応じて、調子を絶えず合わせ直すことによって行動や態度を繰り出している」「身体各部が協調しながら、さまざまなリズムで動く中で頭や視線も動かしながら、道幅や進行方向や速度を光景の流れとともに捉えている」としている。われわれはそのように、外部の物や環境ともリズムを取り合いながら行動や態度を表現しているというのである。また、そうした光景との協調関係の存在が、セラピストと対象者の身体の協調関係の拡張を示唆できると言う。

「光景の意味に応じてふさわしい身体の使い方があらわれるとするならば、お互いの身体の使い方が、その光景の意味を指し示していることを互いに捉えられるとともに、運動面においても協調できる可能性が生まれる」（130頁）

だからこそ、二者関係でしかつくり出すことのできないリズムがあるとしている。しかもそれは時に戸惑いながら生じ、二度と繰り返されることのない反復であり、未知なる動きとの出会いの瞬間でもある。

最後に、「身体と丁寧につき合い身体の働きや営みを探るのは時間がかかるが、それでも＜身体＞を探り、＜身体＞に問いかけ、＜言葉＞による会話と＜身体＞が話す＜ことば＞に耳をすます。そんな身体を通して身体で考える、そして身体が生み出す状況に身体で参加していく。そろそろそのような覚悟と実践が必要であり、そのための準備が今のわれわれにも求められている」（135頁）と結んでいる。

この、言葉を超えた、しかも意識を超えた、感情や意図、光景を捉えた身体間の協調関係こそが、対象となるその人の、その人らしさを水準とした能力のあらわれを探るうえで重要な基点であると玉地氏は指摘していると筆者は捉えている。玉地氏は理学療法士であり、セラピストと対象者の関係から特に身体間の関係に着目して論考を寄せていただいたが、そこに「作業」が加わった場合はどうなるであろうか。その問いは、作業と人との関係を模索する作業療法を仕事にするわれわれに提示された宿題であると思われる。

〈引用文献〉
1）石川　准：障害、テクノロジー、アイデンティティー．石川　准、長瀬　修：障害学への招待―社会、文化、ディスアビリティ．明石書店、p54, 1999

あとがき

田島明子

　序章でも述べたように、本書は、『日本における作業療法の現代史―対象者の「存在を肯定する」作業療法学の構築に向けて』（生活書院）から歩みを進めることが大きな目的としてあった。つまり「存在を肯定する」作業療法学の輪郭を少しでも模（のっと）りたいという筆者個人の願望から出発したものであった。ただそれは、各執筆陣のこれまで行ってきた研究・実践とつながっているという感触も持っていたので、各執筆陣にはこれまで培われてきた持ち味を発揮していただける機会になるはずだという確信めいた思いも一方で持っていた。

　これまで一人で進めてきた研究であったが、複数の人たちの力添えをいただいて一つの作品をつくり上げるということは、自分の限界や無力さを知るとともに、他者に広がる可能性に身をゆだねる感触がとても清々しく気持ちのよいものであることを知った。これはもしかすると熊谷氏の論考でいうところの依頼先の分散＝真の自立（？）につながっているのかもしれない（どうでしょうか…）。

　さて、この「存在の肯定」という言葉をタイトルに据えるか否かは悩んだところである。ある研究会で『日本における作業療法の現代史―対象者の「存在を肯定する」作業療法学の構築に向けて』の合評会のようなことをしていただいた際、「存在の肯定」と言ってしまうこと自体がすでに「負け」では

ないかと言われたことがあった。その意図は、存在は、存在していること自体によってすでに肯定されているものだからだという理由からだったと思う。言われてみればたしかに「存在を肯定する」をテーマと据えることに「負け感」があるなと感じた。しかしながら「その当たり前であるはずのことを阻害する要因が社会にはある」という、自分の問題意識の原点に逆に呼び戻されもした。本書も、（たとえ「負け感」があろうとも!?）そうした原点となる問題意識を手放さないためにあえて「存在を肯定する」をタイトルに据えることにしたのである。

本書を編んでいて思い出したことがある。それは作業療法士になって働き始めた頃の日記に書いていたはずのことであるが、筆者がなぜ本書をつくろうとしたかの本当の理由である。筆者は当時、作業が人に与えるその根源的な力が何かを知りたかったし、それを言葉にするという欲望に無性に駆られていたように思う。

本書の原稿を一通り読み終えてそのことを思い出した。筆者は今、ようやくその作業を行うためのスタートラインに立ったような気がする。理由は実は不明確であるが、そのような気がする。おそらく執筆者の論考の個々が、そしてそれが一つのまとまりとなってあらわれたとき、作業が人に与える最も根源的で純粋な力や形がみえたような気がしたからだと思われる。そして、今後、本書が指し示してくれた方向性を向きながら、たくさんの言葉が編まれていくことができるだろうというビジョンが、体に備わった感じがしたからかもしれない。執筆者の皆様には——言葉にすることで思いから不足してしまう感じがして嫌なのであるが、それでもやっぱり——心からの御礼を申し上げたい。本当にありがとうございました。

最後に本書ができ上がるまでの経緯について少し述べておきたい。2012年の8月頃、三輪書店の青山智社長に本書の企画を相談してから、出版までに二年弱もの月日が経過している。その頃は、企画はしてみたものの、どのような本になるのか正直言ってイメージは湧かなかった。というのも大半は筆者が執筆するものではなかったからだ。しかしゴールは存在しているわけで、でき上がりは未知のものという不安定さの中にも、予想を超え出る何かが飛び出してくるかもしれないという期待感を抱いていたことが思い出される。

そして東京駅近くの貸会議室での編集会議を2回、スカイプでの編集会議を1回、ひらいた。東京駅近くの貸会議室での編集会議の際には、遠路はるばるという方もいる中、執筆者全員が集ってくださり、本書の編集をしてくださった小林美智氏とともに長時間にわたり互いの論文の構想を紹介し合いながら意見交換を行った。集まったもの同士の忌憚のない意見交換の内容は、各執筆者の論考にしっかりと反映されている。

　本書は、執筆者のうちのお一人でもお引き受けいただけなかったらこの世に誕生していなかったし、また、筆者の思いを共有し、本にしてやろうと思ってくださる出版社、編集者の方が存在しなければ、やはりこの世に存在することはなかった。三輪書店の青山智社長、そして、月刊『地域リハビリテーション』という雑誌での連載でもお世話になり、本書ができ上がるまで、常に支え、リードしてくださった小林美智氏に心からの御礼を申し上げたい。本当にありがとうございました。

　2014年1月7日、講義前の準備がそこそこで焦っている研究室にて

田島　明子

執筆者紹介

<編著>

田島明子（聖隷クリストファー大学リハビリテーション学部作業療法学科　准教授）
　1970年生まれ、作業療法士。1993年、東京都立医療技術短期大学作業療法学科卒業、1999年、東洋大学2部社会学部社会学科卒業。2003年、同大学院社会学研究科福祉社会システム専攻修了（社会学）、1994年より東京都心身障害者福祉センター、2001年、東京都板橋ナーシングホーム勤務。2009年より吉備国際大学保健科学部作業療法学科講師を経て2011年より現職。
　著書に『障害受容再考―「障害受容」から「障害との自由」へ』（三輪書店、2009）、『日本における作業療法の現代史―対象者の「存在を肯定する」作業療法学の構築に向けて』（生活書院、2013）など。

<執筆者一覧>　　　　　　　　　　　　　　　　　　　　　　　　　　　　（執筆順）

熊谷晋一郎（東京大学先端科学技術研究センター　特任講師）
　1977年生まれ、小児科医。新生児仮死の後遺症で脳性まひとなり車いすにて活動。小中高と普通学校で統合教育を経験する。2001年、東京大学医学部医学科卒業。2001年、東京大学医学部付属病院小児科研修医、2002年、千葉西総合病院小児科勤務医、2004年、埼玉医科大学病院小児心臓科病棟助手を経て2009年より現職。
　単著に『リハビリの夜』（医学書院、2009）、共著に『発達障害当事者研究―ゆっくりていねいにつながりたい』（医学書院、2008）、『つながりの作法―同じでもなく　違うでもなく』（日本放送出版協会、2010）など。

立岩真也（立命館大学大学院先端総合学術研究科　教授）
　1960年生まれ、社会学者。1983年、東京大学文学部社会学科卒業。1985年、同大学院社会学研究科社会学修士課程修了、1990年、同大学院博士課程単位取得後退学。1993年、千葉大学文学部行動科学科社会学講座助手、1995年、信州大学医療技術短期大学部専任講師、1997年、同短期大学部助教授、2002年、立命館大学政策科学部助教授、2003年より同大学院先端総合学術研究科助教授を経て2004年より現職。
　著書に『私的所有論』（勁草書房、1997年）、『ALS－不動の身体と息する機械』（医学書院、2004）、『造反有理―精神医療現代史へ』（青土社、2013）、共著に『ベーシックインカム―分配する最小国家の可能性』（青土社、2010）、『家族性分業論前哨』（生

活書院、2011）など。

港　美雪（愛知医療学院短期大学リハビリテーション学科作業療法学専攻　教授）
　1961年生まれ、作業療法士。車いすバスケットボールチームにボランティア兼コーチで参加したことをきっかけに、作業療法士の道を目指す。1985年、日本航空株式会社入社。1995年、専門学校社会医学技術学院夜間部卒業。同年、札幌丘珠病院精神神経科勤務、その後、現南カリフォルニア大学ルース・ゼムキ名誉教授に師事。2003年、札幌医科大学大学院作業療法学博士号を取得。2004年、吉備国際大学保健科学部作業療法学科助教授、2006年、吉備国際大学保健科学部作業療法学科、吉備国際大学大学院保健科学研究科修士および博士課程教授を経て、2012年より現職。
　著書に『作業療法学全書「基礎作業学」』（分担執筆、協同医書出版社、2009）、『作業療法学ゴールドマスターテキスト2作業学』（分担執筆、メジカルビュー社、2010）、『作業療法技術ガイド』（分担執筆、文光堂、2011）など。

田中順子（川崎医療福祉大学医療技術学部リハビリテーション学科　准教授）
　1959年生まれ、作業療法士。5歳よりピアノ、15歳より声楽を習う。1979年、中国短期大学音楽科声楽専攻卒業。1994年、川崎リハビリテーション学院作業療法学部（現専門学校川崎リハビリテーション学院作業療法学科）卒業。同年、慈圭会慈圭病院に勤務、1997年、明星大学人文学部心理・教育学科教育学専修コース卒業。同年、川崎医療福祉大学医療技術学部リハビリテーション学科助手、2002年、明星大学大学院人文学研究科教育学専攻博士前期課程修了、2004年、川崎医療福祉大学医療技術学部リハビリテーション学科講師、2011年、神戸大学大学院人間発達環境学研究科人間表現専攻博士課程後期課程修了、2012年より現職。
　著書に『患者と治療者の間で—"意味のある作業"の喪失を体験して』（三輪書店、2013年）。

玉地雅浩（藍野大学医療保健学部理学療法学科　准教授）
　1968年生まれ、理学療法士。1991年、藍野医療福祉専門学校理学療法学科卒業。2006年、大阪大学大学院文学研究科博士後期課程文化形態論臨床哲学修了文学博士、2004年、藍野大学医療保健学部理学療法学科専任講師を経て2008年より現職。
　著書に『身体をめぐるレッスン3脈打つ身体』（分担執筆、岩波書店、2007）、『心理・精神領域の理学療法—はじめの一歩』（分担執筆、医歯薬出版、2013）など。

「存在を肯定する」作業療法へのまなざし
なぜ「作業は人を元気にする！」のか

発　行	2014年6月10日　第1版第1刷Ⓒ
編　著	田島明子（たじまあきこ）
発行者	青山　智
発行所	株式会社 三輪書店
	〒113-0033　東京都文京区本郷6-17-9　本郷綱ビル
	☎ 03-3816-7796　FAX 03-3816-7756
	http://www.miwapubl.com
印刷所	新協印刷株式会社
装　丁	株式会社アーリーバード

本書の内容の無断複写・複製・転載は，著作権・出版権の侵害となることがありますのでご注意ください．

ISBN978-4-89590-473-5 C3047

JCOPY＜(社)出版者著作権管理機構　委託出版物＞
本書の無断複写は著作権法上での例外を除き禁じられています．複写される場合は，そのつど事前に，(社)出版者著作権管理機構（電話 03-3513-6969，FAX 03-3513-6979，e-mail：info@jcopy.or.jp）の許諾を得てください．

■ あなたはいったいその人の何を支援しようとしているのですか？

障害受容再考
―「障害受容」から「障害との自由」へ―

田島 明子（聖隷クリストファー大学リハビリテーション学部、作業療法士）

リハビリテーションに対して固執したり意欲の感じられない患者さんを見たとき、つい「障害受容ができていなくて困った」と感じたことはありませんか？どうすれば障害を受容できるのか、そして一度受容できればそれは一生続くものなのか、そもそも障害を受容することは本当に必要なのか？日頃なんとなく使ってしまう「障害受容」の意味を突き詰めることで、私たちが本当に支援しようとしているものの姿が見えてくる。

本書は気鋭の作業療法士が障害学的な視点からリハビリテーションの意味の再構築を図る本格的リハビリテーション論である。

■ 主な内容

はじめに
第一章　なぜ「障害受容」を再考するのか
第二章　日本における「障害受容」の研究の流れ
第三章　「障害受容」は一度したら不変なのか
第四章　南雲直二氏の「社会受容」を考える
第五章　臨床現場では「障害受容」はどのように用いられているのか
第六章　「障害受容」の使用を避けるセラピストたち
第七章　教育の現場では「障害受容」をどのように教えればよいのか
第八章　「障害受容」から「障害との自由」へ―再生のためのエネルギーはどこに？
補　遺
おわりに

● 定価（本体1,800円＋税）　B6変型　頁212　2009年　ISBN 978-4-89590-338-7

お求めの三輪書店の出版物が小売書店にない場合は、その書店にご注文ください。お急ぎの場合は直接小社へ。

〒113-0033
東京都文京区本郷6-17-9 本郷綱ビル

三輪書店

編集☎03-3816-7796　FAX 03-3816-7756
販売☎03-6801-8357　FAX 03-6801-8352
ホームページ：http://www.miwapubl.com

■ 作業療法士が患者になってみえたこと

患者と治療者の間で

"意味のある作業"の喪失を体験して

田中 順子 (川崎医療福祉大学)

幼いころから音楽を趣味とし、後に仕事にもしていた著者は、音楽療法に興味をもったことがきっかけで作業療法士に転身。しかしある日、自己免疫疾患である膠原病を発病、患者となる──。本書は「患者」でありながら「治療者」でもある著者が、2つの立場の間から医療・社会、そして自らを見つめた、「私の病の物語」である。患者になったことで感じた医療への疑問、病を抱えつつ社会で生きることの困難さについて指摘し、また患者の視点からみた「障害受容」についても触れる。患者と治療者、両者の気持ちをつなぐために必読の書。

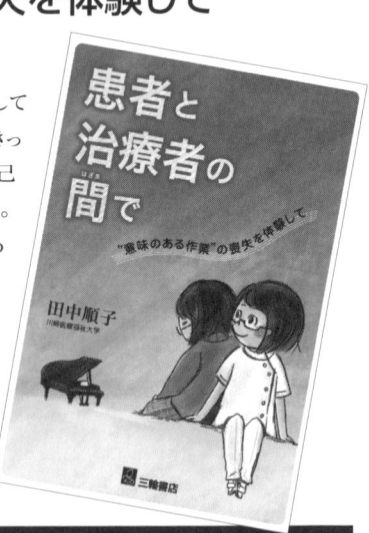

■ 主な内容 ■

第一部　病の自己物語
　第一章　生きがいの喪失
　第二章　ターニング・ポイント
　第三章　新しい私への挑戦
　第四章　語りの自己解釈
　第五章　病院というところ
　第六章　病を抱えて社会で生きるということ

第二部　間から考える
　第七章　「障害受容」という魔物
　第八章　芸術表現と障害
　第九章　障害からの自由──芸術に何ができるか

第三部　番外編
　　　　　「飛行機に乗るぞプロジェクト」発動！
もう一つの物語

● 定価（本体2,400円+税）四六判　頁272　2013年　ISBN 978-4-89590-444-5

お求めの三輪書店の出版物が小売書店にない場合は、その書店にご注文ください。お急ぎの場合は直接小社へ。

〒113-0033
東京都文京区本郷6-17-9 本郷綱ビル

三輪書店

編集 ☎03-3816-7796　FAX 03-3816-7756
販売 ☎03-6801-8357　FAX 03-6801-8352
ホームページ：http://www.miwapubl.com